BAINS DE LUXEUIL

Nancy, imprimerie de veuve Raybois et comp,

BAINS DE LUXEUIL

PROPRIÉTÉS PHYSIQUES, CHIMIQUES ET MÉDICINALES

DES

EAUX MINÉRO-THERMALES

DE LUXEUIL

AVEC

QUELQUES RECHERCHES HISTORIQUES

CONCERNANT L'IMPORTANCE DE CETTE VILLE ET DE SES BAINS DANS L'ANTIQUITÉ
ET AU MOYEN AGE ;

PAR P.-J. CHAPELAIN,

Médecin-inspecteur de l'établissement thermal,
Chevalier de la Légion d'honneur, Docteur en médecine de la Faculté de Paris,
Lauréat de l'Académie impériale de Médecine, Membre de la Société hydrologie-médicale
de Paris, de la Société d'émulation de Montbelliard, etc.

Augent numerum deorum nominibus variis,
urbesque condunt. (PLINE, Nat. Hist.).

Nouvelle édition, revue et augmentée.

<table>
<tr><td align="center">PARIS,

J.-B. BAILLIÈRE ET FILS,
LIBRAIRES DE L'ACADÉMIE DE MÉDECINE,
Rue Hautefeuille, 19.</td><td align="center">NANCY,

GRIMBLOT, V^c RAYBOIS ET COMP.,
IMPRIMEURS-LIBRAIRES,
Place Stanislas, 7, et rue St-Dizier, 125.</td></tr>
</table>

1857

A

Son Altesse impériale

MADAME

La Princesse Mathilde

Témoignage de reconnaissance et de profond respect.

CHAPELAIN.

INTRODUCTION.

Dans la première édition de cet ouvrage, publiée en 1851, je me proposais d'indiquer les propriétés physiques, chimiques et médicinales des eaux minéro-thermales de Luxeuil, et l'usage que doivent en faire les malades pour obtenir un bon résultat.

Je voulais aussi protester contre des erreurs consignées dans quelques écrits dont les auteurs n'ont certainement pas visité nos thermes. Leurs fausses assertions, relativement à la température et à la quantité des principes minéralisateurs contenus dans les eaux de nos sources, laissent dans l'esprit de leurs lecteurs une idée d'infériorité qu'il est de mon devoir de chercher à détruire. Je désirais enfin prouver à mes confrères, que les bains de Luxeuil réunissent tout ce qu'on peut exiger des établissements thermaux qui ont le plus de réputation. Tel est encore mon but aujourd'hui.

Inspecteur de ce bel établissement, je dois faire tous mes efforts pour aider à l'élever au rang auquel sa haute antiquité, son heureuse situation, l'abondance de ses eaux et surtout ses cures si nombreuses lui donnent droit de prétendre.

Le Gouvernement éclairé sur l'importance des thermes de Luxeuil s'en est rendu propriétaire. Sous l'habile direction de M. J. FRANÇOIS, ingénieur en chef des mines, de nombreuses améliorations viennent de s'opérer, au nombre desquelles figure l'élégante construction du *nouveau Bain ferrugineux*, qui, en augmentant considérablement nos ressources, permet de donner satisfaction à toutes les exigences.

Les médecins comprendront la valeur de ce nouveau Bain, dont les eaux abondantes tiennent en suspension, outre leur principe ferrique, une notable quantité de *manganèse*. Ils connaissent les heureux effets qu'on peut retirer de ce puissant modificateur.

S. M. l'Empereur, qui a visité nos Bains pendant la saison dernière, s'est fait présenter les plans des travaux à exécuter. Dans sa haute sollicitude pour tout ce qui touche aux intérêts de la santé publique, S. M. a bien voulu indiquer des modifications qui, dans un avenir très-prochain, placeront Luxeuil au nombre des plus belles stations thermales.

Chargé, depuis douze ans, de la partie médicale de cet établissement, j'ai eu à diriger le traitement de plus de deux mille cas pathologiques; les heureux résultats obtenus sur le plus grand nombre de ces différentes affections, doivent me faire espérer que les malades auxquels leurs médecins croiront devoir prescrire nos eaux, y trouveront de grandes chances de guérison. Je rapporterai d'une manière détaillée quelques observations recueillies avec soin dans les différentes catégories des maladies que j'ai traitées.

Je commencerai par un aperçu historique de la ville de Luxeuil, si riche en souvenirs de toutes sortes, tant dans l'antiquité qu'au moyen âge et dans les temps modernes.

Après l'histoire de Luxeuil, je décrirai tout ce qui concerne son établissement thermal. Les différentes analyses de toutes les sources, faites par M. Braconnot, de Nancy, membre correspondant de l'Institut, doivent nécessairement trouver place dans cet ouvrage. J'y joindrai celles que, sur ma demande, M. le docteur O. Henry, chef-adjoint des travaux chimiques de l'Académie de Médecine, a bien voulu faire des dépôts de nos quatre sources principales.

Je parlerai de la thermalité des eaux minérales en général, et de leur mode d'action. J'indiquerai les propriétés médicinales de celles de Luxeuil et la manière d'en faire usage.

Je tracerai l'hygiène des baigneurs et les précautions à prendre pour retirer tout le fruit qu'on doit espérer de la médication hydro-thermale, lorsqu'elle est bien dirigée.

Je terminerai par l'indication des lieux qui, aux environs de Luxeuil, méritent plus particulièrement d'attirer l'attention des étrangers, et qu'ils peuvent choisir comme but de leurs promenades.

Etre utile, telle est mon ambition : trop heureux si je puis y parvenir, mériter la confiance de mes confrères et justifier celle dont le Gouvernement m'a honoré.

RECHERCHES HISTORIQUES

SUR

LUXEUIL ET SES BAINS.

LUXEUIL ANCIEN.

Les bornes dans lesquelles je suis obligé de me renfermer ne me permettent pas de faire une histoire complète de la ville de Luxeuil, si intéressante par les vicissitudes et par les faits dont cette antique cité a été le théâtre. Néanmoins, je crois que mes lecteurs me sauront gré de leur en présenter une esquisse.

Il est probable que Luxeuil doit son origine aux sources abondantes de ses eaux thermales, si recherchées et tant appréciées par les peuples anciens qui recouraient à leurs salutaires propriétés, les regardant avec raison comme un des plus puissants moyens de médication ou de soulagement.

Cette origine, antérieure à l'ère chrétienne, se perd dans la nuit des temps. Nous ne pouvons nous appuyer sur l'histoire que 58 ans avant Jésus-Christ, époque où César, ayant vaincu Arioviste, envoya Titus Labienus, un de ses lieutenants, prendre, avec une partie de son armée, ses quartiers d'hiver dans la *Séquanie supérieure*. Ce général y trouva des thermes en ruines, dans un endroit désigné sous le nom de *Lixovium* (1).

On sait que, chez les Celtes, les Druides étaient les dépositaires de la science, et qu'ils remplissaient tout à la fois les fonctions de prêtres, de législateurs et de médecins. Je pense donc, avec beaucoup d'historiens, que c'est aux Druides qu'il faut attribuer la première édification des Bains de Luxeuil, dont l'étymologie, d'après le glossaire de Ducange, indique évidemment une dérivation celtique : LI ou LIX signifie *eau* dans cette langue; *lug-scu, eau chaude;* et *louc-houl, eau du Soleil*. C'est sans doute pourquoi les armes de la ville étaient un *Soleil*, qu'elle portait dans ses bannières, et que l'on trouve sculpté sur ses anciens monuments.

Si les Romains étaient avides de conquêtes, ils respectaient généralement les institutions et les monuments des peuples vaincus, qu'ils faisaient participer à leur civilisation; et, lorsqu'ils apportaient quelques modifications à leurs établissements publics, c'était pour y substituer leur goût national de magnificence et de grandeur. On sait quelle était leur prédilection pour les bains en général, et surtout pour les eaux thermales; aussi, dès que César eut détruit l'armée des Suèves, et forcé Arioviste, leur chef, à s'enfuir au-delà du Rhin, s'empressa-t-il de donner l'ordre à Labienus de réparer les thermes de Luxeuil, pour la

______

(1) Plus tard on se servit du mot *Luxovium*.

guérison des blessures et le soulagement de ses soldats.

Un témoignage irrécusable de la réédification des Bains de Luxeuil par Labienus, est une inscription gravée sur une pierre découverte dans des fouilles faites aux Bains, le 23 juillet 1755, qui fut fixée dans la muraille d'une salle de l'ancien Hôtel de Ville. L'original du procès-verbal de cette précieuse découverte, dressé par les autorités municipales de l'époque, est conservé dans les archives de la ville.

Voici cette inscription :

LIXOVII THRM.
REPAR. LABIENVS.
IVSS. C. IVL. CÆS.
IMP.

que l'on doit lire ainsi : *Lixovii thermas reparavit Labienus, Jussu Caii Julii Cæsaris imperatoris* (1).

Plusieurs autres inscriptions trouvées tant aux Bains que dans les environs et sur les bords de la rivière qui passe à Luxeuil (le Breuchin), prouvent que les habitants rendaient un culte particulier à une certaine déesse *Bricia*, qu'on ne trouve point dans la Mythologie romaine, mais qui paraît avoir été en grande vénération dans cette partie de la Séquanie. Une de ces inscriptions, découverte aussi

(1) Cette pierre était dans le bassin d'un ancien bain romain, à 1 mètre 20 de profondeur, où la place de chaque baigneur était taillée dans le roc en forme de stalle. Cette inscription était mêlée à des tuiles brisées, du plomb fondu, du cuivre, du charbon qui annonçaient les dégâts produits par un incendie. Dans le même bassin, on trouva encore : 7 médailles de J. César; 1 de Labienus; 4 d'Auguste; 1 de Tatilla, en argent; 5 de Tibère; 6 de Claude; 3 de Constantin-le-Grand, en bronze.

dans une fouille faite aux Bains le 11 mai 1781, est ainsi conçue :

DIVA. AVXI.

BRICIA. REG.

CÆ. AVG.

COS.

TIB. ET PIS.

DEDICATV.

TEMPLVM.

qu'il faut lire : *Divæ auxiliari Briciæ, regnante Cæsare Augusto, consulatu Tiberii et Pisonis, dedicatum templum* (1).

Ce fut donc environ 50 ans après la réédification des thermes par Labienus, et vers l'époque de la naissance de Jésus–Christ, que ce temple fut élevé.

Les noms de *Luxovium* et de *Bricia* se trouvent encore réunis sur une troisième pierre, découverte aux Bains en 1777, parmi des fragments de chapiteaux, fûts de colonnes et autres débris d'un édifice considérable, à l'endroit, désigné par quelques antiquaires comme l'emplacement d'un temple dédié à Hygie, où coule maintenant la jolie fontaine portant le nom de cette déesse de la santé. Cette pierre votive est en la possession de M. Boisselet, neveu de feu le lieutenant-colonel de Fabert, qui a recueilli beaucoup d'objets d'antiquité trouvés à Luxeuil.

Le premier mot de cette inscription n'est pas complet,

_____

(1) La véritable place de ces deux monuments devait être aux Thermes, dont ils attestent la haute antiquité; aussi, d'après ma demande, ont-ils été transportés dans une des salles de l'établissement.

parce que les ouvriers en la découvrant en détruisirent les trois premières lettres :

...SOIO
ET BRICIÆ.
DIVICTI
VSCONS
V. S. T. M.

En rétablissant le premier mot, on doit lire : *Lossoio et Briciæ Divictius Constans votum solvit tempore medente.* Ces quatre derniers mots se traduisent : ...... a rempli son vœu pendant le temps de sa maladie (1).

Plusieurs écrivains ont parlé d'un ancien manuscrit du IXe siècle, appartenant à la bibliothèque de l'abbaye de Luxeuil, qui a disparu pendant la révolution avec les autres ouvrages de cette riche collection, lequel manuscrit faisait mention de l'inscription suivante trouvée dans les anciens Bains de la ville :

LVXOVIO
ET BRIXIÆ
C. IVL FIRMAN
IVS. V. S. T. M.

Les auteurs qui rapportent cette inscription écrivent *Brixiæ* et non *Briciæ*, ce qui peut être attribué à une erreur de copie.

---

(1) On a trouvé à Lyon le tombeau d'un *Divictius*, qui est qualifié du titre de *Civis Sequanus* : serait-ce le tombeau du *Divictius Constans* qui a laissé à Luxeuil la pierre votive, témoignage de sa reconnaissance ?

Quelques savants pensent que cette divinité locale n'est autre que le Breuchin dont les eaux fraîches, poissonneuses et limpides, avaient attiré la vénération et la reconnaissance des Gallo-Romains au point de lui élever un temple. Il est à remarquer aussi que cette petite rivière a donné son nom à trois beaux villages situés sur ses bords et très-rapprochés de Luxeuil.

Dunod de Charnage, auteur de l'Histoire du comté de Bourgogne, qui parle de cette dernière inscription, croit que *Brixia* ou *Bricia*, n'était autre que la déesse Hygie. Quoi qu'il en soit, on voit que *Luxovium* et *Bricia* étaient l'objet d'un culte particulier de la part des malades.

N'est-ce pas le cas de rappeler ici ce que Pline dit en parlant des eaux en général, qu'elles ont peuplé l'Olympe de nouveaux dieux, et la terre de villes nouvelles : *Augent numerum deorum nominibus variis, urbesque condunt.*

D'autres inscriptions de ce genre ont encore été trouvées à Luxeuil, mais je crois devoir ne citer d'une manière un peu détaillée que celles qui m'ont paru offrir quelque intérêt. Plus tard, j'aurai à parler de quelques inscriptions tumulaires qui méritent l'attention de mes lecteurs.

Luxeuil a été tant de fois le théâtre de la guerre, et cette ville a été si souvent ravagée par tant de hordes destructives, qu'on ne trouve plus à la surface du sol les vestiges des monuments élevés par la munificence romaine. Les premiers chrétiens qui vinrent l'habiter, mus par un zèle religieux mal entendu, achevèrent de détruire ce qui avait échappé à la fureur des peuples barbares, se faisant un mérite devant Dieu de renverser tout ce qui pouvait rappeler le souvenir du paganisme. C'est dans le sein de la terre seulement que se trouvent les restes précieux échappés au

fanatisme ou au ravage des bandes grossières de la Germanie. Ils y sont en telle quantité, qu'à chaque instant la
pioche met à découvert les preuves de l'ancienne importance de cette ville antique.

Les Bains actuels n'offrent plus à la surface du sol de
traces des travaux exécutés par les Romains. Mais dans
les fondations, les vestiges y existent encore en beaucoup
d'endroits, et reposent sur un massif de ciment composé
de chaux, de briques et de rocailles de toutes espèces. Lors
de leur réédification, en 1764, il était facile de reconnaître
que des travaux de fondation avaient eu lieu antérieure-
ment à l'arrivée des soldats de Labienus dans le pays, et
qu'ils ne pouvaient avoir été exécutés que par les Celtes.
Ces restes consistaient en d'énormes pierres grossièrement
taillées au marteau, tandis que ceux des Romains annoncent plus de goût et d'art, et sont liés avec le ciment qui
n'a été connu que par eux.

Il existe à l'est et à l'ouest des Bains un aqueduc de
construction romaine, creusé dans le roc pour recevoir
les eaux souterraines qui n'étaient pas thermales, mais qui
provenaient des pluies et des eaux d'écoulement. Un grand
canal, dont une partie a aussi été construite par les Romains, passe sous la route de Saint-Loup, pour servir à
l'écoulement des eaux des Bains et de celles de l'aqueduc.

Pendant les travaux préparatoires à la construction des
bâtiments qui existent aujourd'hui, on découvrit les restes
de deux grandes salles voûtées en tuf, pavées en albâtre et
en mosaïques. L'une des salles était située à l'ouest, derrière le Bain-Neuf actuel; l'autre, plus au nord, s'étendait
du Grand-Bain à celui des Cuvettes.

Il y a quelques années on trouva derrière le Bain-Gradué

trois bassins, dont deux de forme circulaire ; l'autre était un quadrilatère oblong. Ces trois bassins, dans lesquels on descendait par des degrés , étaient également pavés en albâtre.

Toutes les fouilles faites dans les environs, et les traces qu'on a trouvées des anciennes limites de la cité Gallo-Romaine, indiquent que les Bains étaient placés au centre de la ville ; qu'elle avait une forme allongée, dont la plus grande étendue était de la porte du Sud à celle du Nord, distantes l'une de l'autre à peu près de 1,200 mètres (1) ; qu'elle était entourée d'une muraille et défendue par deux forts, l'un à l'ouest, tout près des Thermes, l'autre à l'est, vers l'emplacement où se trouve maintenant le Collége. Sur une petite hauteur, à l'ouest des Bains, l'on a découvert des massifs considérables de maçonnerie, fondations évidentes d'une forteresse tombée en ruines. Il s'y trouvait des voûtes que l'on soupçonnait devoir conduire à des souterrains. Le propriétaire n'ayant aucun intérêt à étendre les recherches, fit niveler le terrain, qui ne présente maintenant à sa surface aucun des vestiges des ruines qu'il recouvre.

Deux voies romaines aboutissaient à Luxeuil : la première se divisait en deux branches, l'une au nord, passait par Fougerolles, se dirigeait sur Épinal, et de là vers la Belgique ; l'autre branche conduisait à Langres (*Andematunum*), passait par Saint-Loup, Demangevelle, Corre, etc. Cette voie est encore très-visible à Fontaines et dans la

---

(1) En 1740, à l'emplacement de la porte du Sud, tout près de l'ancien Hôtel de Ville, sous de très-grosses pierres qui avaient servi de fondations à l'ancienne porte, on trouva plusieurs médailles de Vespasien, ce qui fait présumer qu'elle avait été construite sous le règne de cet empereur. Cinq ans après, on découvrit, au fond de la prairie qui est derrière les Bains, les restes de l'ancienne porte du Nord, avec des gonds énormes, enfoncés dans la pierre à la profondeur d'un pied.

commune d'Anjeux, au château de la Sarrasinière, où l'on peut remarquer la solidité de son encaissement. La deuxième communiquait avec Mandeur (*Epamanduodurum*), auprès de Montbéliard. On en trouve encore des traces dans les bois intermédiaires de Luxeuil à Lure, surtout dans ceux de la commune de La Chapelle. On y a déterré des bornes milliaires, dont quelques-unes portaient les initiales : **D. S. P. F. C.**, signifiant : *De suâ pecuniâ faciendum curavit.*

En 1763, sur la place du marché, lors de la démolition des deux petites chapelles de Saint-Jacques et de Saint-Léger, on découvrit les restes d'un temple du Mercure gaulois. A la suite de ces démolitions on recueillit, sous les décombres, une grande quantité de bas-reliefs et de statues, entre autres le torse de l'ancien dieu, reconnaissable à la bourse et au caducée qu'il tient à la main. Ce précieux reste d'antiquité, d'un très-beau travail, est maintenant incrusté dans le mur d'un jardin appartenant à la famille du docteur Clerc, ancien inspecteur de l'établissement des Bains.

En 1784, à la suite de fouilles faites dans l'ancienne cour de l'abbaye, vis-à-vis le cloître, on trouva un grand nombre de bases et de chapiteaux de colonnes d'une grande dimension, de bas-reliefs et de statues représentant des prêtres du paganisme et d'autres personnages dont la tête était surmontée d'un croissant. Ces statues et tous ces débris réunis indiquent évidemment l'emplacement d'un temple consacré à Diane.

Enfin, un peu plus haut, sur la place de la Baille, on a découvert des débris de colonnes et de chapiteaux en si grande quantité, que tout fait présumer que là aussi s'élevait un temple. Mais on n'y a trouvé aucun attribut qui pût indiquer quelle en était la divinité. Ces trois derniers temples étaient situés *extra muros*.

Le *champ noir* (champ du repos), où les Gallo-Romains inhumaient leurs morts, était situé entre ces trois temples et les murs de la ville, sur un vaste terrain dont une petite partie forme aujourd'hui la place Saint-Martin. Sur cette place et dans les rues adjacentes, chaque fois qu'on a besoin de creuser à un ou deux mètres, on trouve des pierres tumulaires, dans quelques endroits, disposées sur trois ou quatre rangs de hauteur. Ceux de ces tombeaux qui occupent la partie supérieure sont évidemment des sépultures chrétiennes, faciles à reconnaître à la croix gravée sur la plupart d'entre elles. Un très-petit nombre de ces tombeaux portent des inscriptions. Sur un de ces derniers on voyait en bas-relief le buste d'un homme, au bas duquel on lisait : † HIC IACET CADMVS HISAGOGI FILIVS. Sur le couvercle d'un autre était gravée cette épitaphe, à la mémoire d'une femme : † IN HOC TVNO REQVIESCIT DIOPELLA. La formule de ces inscriptions, la croix qui les précède et l'absence des sigles funéraires D. M. (*Diis manibus*), qu'on trouve sur tous les tombeaux païens, font connaître qu'à la mort de *Cadmus* et de *Diopella*, on professait déjà la religion chrétienne à Luxeuil. Les archéologues prétendent que la forme des lettres de ces inscriptions se rapporte au VIᵉ ou VIIᵉ siècle de notre ère.

Dans la disposition de ces tombeaux chrétiens, on a la preuve que la nouvelle religion cherchait à effacer les traces de l'ancienne, en recouvrant de ses sépultures celles des païens, comme les églises s'élevaient sur les ruines des anciens temples.

Les tombeaux placés au-dessous des sarcophages chrétiens étaient pour la plupart ornés de sculptures représentant les personnages qu'ils renfermaient. Tous portaient des inscriptions indiquant le nom du mort, et quelques-uns, celui de la personne qui avait élevé le monument. Comme je l'ai dit, on y voit toujours les lettres D. M., ce qui prouve que ces tombeaux étaient païens, et sous l'invocation des dieux mânes. Dans un de ces tombeaux gisait un squelette d'homme assez bien conservé, que le lieutenant-colonel de Fabert donna, en 1847, à M. Geoffroy Saint-Hilaire, qui désirait en faire un sujet d'étude d'anthropologie, en comparant la charpente osseuse de l'homme d'aujourd'hui avec celle d'un contemporain probable de Trajan, car une très-belle médaille de cet empereur se trouvait dans le tombeau qui renfermait le squelette. Cette médaille est dans le cabinet de M. Boisselet.

Il serait trop long, et tout à fait hors des limites que je suis obligé de m'imposer, d'énumérer la grande quantité des tombeaux païens, ou chrétiens du moyen âge, trouvés sous le sol de Luxeuil; cependant je ne puis me dispenser de dire un mot sur la dernière découverte de ce genre.

Au mois de novembre 1845, en creusant les fondations d'une maison de la rue qui mène à la route de Breuche, on mit à découvert trois dessus de tombeaux Gallo-Romains; puis, en étendant la fouille du côté de l'ouest, on en découvrit dix-sept autres et quelques tronçons de colonnes.

Ces monuments, remontant incontestablement aux quatre premiers siècles de l'ère chrétienne, portent tous le cachet de leur époque. Ils représentent des personnages dont la plupart paraissent avoir appartenu au sacerdoce du paganisme, si l'on en juge par la coupe et la cassolette (*cistum*) ou le *theca* qu'ils tiennent à la main, et qui servaient aux libations et renfermaient les parfums employés dans les sacrifices. Ces prêtres sont vêtus de la tunique (*sagum*), qui ne leur descend qu'à mi-jambe, et d'un manteau qui se drape, chez quelques-uns, assez élégamment. Plusieurs portent un costume qui est à peu près celui des prêtres catholiques.

La seule de ces pierres qui n'ait pas de sculptures (et cependant peut-être la plus intéressante), portait pour inscription : D. CENSORINI. M. Le nom de *censorinus* est bien connu dans les fastes romains ; il fut porté par des hommes célèbres dans les temps d'Auguste et de Claude-le-Gothique. Cette famille semblerait être venue se fixer en Séquanie ; car, indépendamment de l'inscription trouvée à Luxeuil, Dom Basile Payen en cite une autre découverte à Avenches, indiquant que *Cneius Jul. Censorinus August.* avait fait élever dans cette ville un tombeau à sa fille *Julia.* Ce nom collectif, CENSORINI, n'indiquerait-il pas que cette famille habitait la province Séquanaise, et que Luxeuil était le lieu d'inhumation de quelques-uns des membres de cette famille ?

Sur les autres tombeaux, entre les intiales D. M., se lisent les noms de ceux à la mémoire desquels ils ont été élevés. Craignant de devenir fastidieux je me dispense de les énumérer. Je crois cependant devoir parler de celui d'un certain *Musinius* dont l'inscription est ainsi gravée : D. MVSIN. II R. II A. H. IIII. M. Le lieutenant-colonel de Fabert, qui a publié une notice sur la découverte de ces pierres tumulaires, donne à celle-ci l'interprétation suivante : *Musinius* fut chargé de deux emplois ; le premier, désigné par l'initiale R, qu'il exerça pendant deux ans, et qu'il explique par *Recuperator, juge commissaire*; le second, exprimé par les deux initiales A. H., qu'il traduit, en raison de la localité, par *Aquariæ Honoratus, chargé de l'intendance des eaux*, fonction qui devait être à Luxeuil d'une assez haute importance à cause de ses eaux thermales, et dont il aurait été investi pendant quatre ans.

Si l'interprétation n'est pas la vraie, l'inscription mérite dans tous les cas l'attention de ceux qui s'occupent d'archéologie. Au reste, le personnage dont il s'agit n'appartenait point au sacerdoce, car il ne porte point le *cistum*, et n'est point revêtu du *sagum*, mais bien de la toge, et tient de la main gauche une espèce de fouet, auquel M. Fabert ne donne point de signification. La main droite de cette statue manque, ce qui est très-regrettable, car peut-être portait-elle des attributs qui auraient pu indiquer les fonctions de ce *Musinius*.

Ces pierres sépulcrales entassées les unes sur les autres, enfouies à deux mètres au-dessous du pavé avec des fragments d'anciens monuments, étaient recouvertes d'une couche très-épaisse de béton pour servir de fondations aux remparts de la ville, d'où l'on peut conjecturer que ce travail fut exécuté en 1229, époque à laquelle l'empereur Henry VII autorisa, par une charte, les citoyens de Luxeuil à s'entourer de murailles pour se mettre à l'abri des incursions des seigneurs qui, à chaque instant, venaient rançonner le monastère et piller les habitants (1).

Tous ces bas-reliefs ont été transportés, avec d'autres

---

(1) Cette charte d'Henry VII, qui fut octroyée à Hagueneau, le 4 janvier 1228, porte défense expresse à Othon, comte de Bourgogne, de mettre aucun empêchement à son effet.

objets antiques, à l'établissement thermal, pour y être exposés à la curiosité publique.

On a aussi trouvé dans le voisinage des Bains et sur les bords du Breuchin des urnes en terre cuite, remplies d'os calcinés et de cendres, on y voyait aussi gravés des caractères bien conservés. Les urnes cinéraires étaient mêlées avec beaucoup de tuiles de grande dimension dont quelques-unes portaient le numéro de la légion romaine qui les avait fabriquées.

Apollon, qui personnifiait l'astre que Luxeuil portait dans ses armoiries, avait sa statue élevée près des Thermes, à l'emplacement où se trouve la fontaine du faubourg des Romains. Le piédestal de cette statue a existé jusqu'en 1749. Des savants prétendent que là se trouvait un temple dédié à Hercule. Cette opinion provient sans doute de ce que les Grecs avaient fait du dieu de la force le protecteur des eaux thermales. Ce temple n'aurait-il pas plutôt été élevé en l'honneur d'Apollon, dont la statue a été conservée si longtemps en ce lieu ? C'est sous la protection de ce dieu que les Romains plaçaient les eaux minérales, qu'ils désignaient souvent par les noms d'*Aquæ Apollinares* et d'*Aquæ Solis*.

En 1741, des ouvriers qui travaillaient au pavé du faubourg des Romains, à une petite distance du piédestal de la statue d'Apollon, découvrirent, sur une très-grande étendue, les restes d'un long péristyle dont les bases de colonnes, d'une grande dimension, subsistent encore profondément enfouies sous le pavé. Des archivoltes, des débris de fûts de colonnes, des chapiteaux d'ordre ionique annonçaient que là se trouvait un gymnase. On sait que les Romains plaçaient aussi les gymnases de leurs thermes sous la protection d'Apollon ; c'est ce qui explique la présence de la statue de ce dieu en cet endroit. Ces gymnases étaient toujours à la proximité des thermes pour la récréation de ceux qui les fréquentaient.

La disposition des terrains voisins permettait que ce gymnase fût entouré de jardins et de belles promenades, pour que les personnes qui s'y rendaient pussent se livrer aux jeux qui exigeaient de l'exercice. Galien, Pline, Avicenne et autres s'accordent à dire que ceux qui faisaient un fréquent usage des bains et de la gymnastique devenaient très-robustes ; que la convalescence des malades était de courte durée, et que bientôt ils jouissaient d'une vigoureuse santé. Les belles forêts voisines du gymnase et des thermes offraient aussi l'abri de leurs ombrages, et, disent les historiens, leurs longues avenues étaient ornées de statues en pierre représentant les héros et les dieux du paganisme.

Je pourrais ajouter à ce que je viens de dire sur les antiquités de Luxeuil, la description de beaucoup d'autres objets de cette espèce, et parler des statues en pierre, en marbre et en bronze, découvertes sous le sol de Luxeuil et des environs, ainsi que des médailles celtiques, gauloises et romaines, etc., tant en or qu'en argent et en bronze, qui y ont été trouvées en telle profusion, les romaines surtout, qu'on peut croire qu'elles y ont été déposées à dessein pour perpétuer le souvenir du peuple-roi, maître alors de la plus grande partie du monde connu.

Presque tous ces monuments de l'antiquité ont été enlevés par des marchands de curiosité et par des amateurs étrangers ; cependant on a pu encore en recueillir assez pour que sur la fin du siècle dernier, des habitants de Luxeuil en pussent former jusqu'à sept collections dans lesquelles se trouvaient des pierres gravées, des mosaïques ; des bijoux en or, en argent et en cuivre ; des camées, des armes, des lacrymatoires, des vases, des poteries sur lesquelles étaient représentés en relief des fêtes, des combats de gladiateurs, des triomphes, des courses, des chasses, des danses, etc. Toutes ces collections ont disparu à la mort de ceux qui les avaient formées. Il n'en reste plus qu'une seule, celle du lieutenant-colonel de Fabert, commencée par son père, ancien médecin inspecteur de l'établissement thermal, religieusement conservée par M. Boisselet, descendant de ces deux savants. Elle contient des objets d'antiquité dignes de la curiosité et de l'intérêt de ceux qui se livrent à ce genre d'études.

Les fouilles qui ont été faites en 1851 et 1855, pour rechercher la source ferrugineuse et construire le *Bain spécial ferro-manganifère*, dont je parlerai ci-après, nous ont fourni la preuve que la mine des richesses archéologiques enfouie dans le sol de Luxeuil est loin d'être épuisée.

En 1851, au fond de la première tranchée, on découvrit : 1° Six agrafes (fibules) de différentes formes, deux desquelles ont leur fermoire en spirale pour leur donner plus de solidité ; 2° une clef en bronze très-bien conservée ; 3° une petite cuillère ronde du même métal ; 4° une pince épilatoire ; 5° un anneau déformé ; 6° un petit paneau en bronze incrusté de jolis arabesques en argent ; 7° quatre aiguilles, servant probablement à la parure des dames romaines : une de ces aiguilles est percée d'un trou, comme celles des amballeurs ; 8° cinq styles, avec lesquels les anciens écrivaient sur des tablettes enduites de cire : une des extrémités est aplatie en forme de petite spatule, pour effacer les fautes à corriger; ce qui rappelle ce vers d'une satire d'Horace :

> Sæpe stylum vertas, iterumque digna legi sint
> Scripturus.....

Presque tous ces objets sont composés d'un alliage plus dur et plus élastique que le cuivre, l'or ou l'argent. Les ardillons des agrafes sont aussi acérés que s'ils sortaient des mains de l'ouvrier (1).

Des médailles romaines de différentes époques ont aussi été trouvées dans cette fouille. Elles sont en bronze, excepté une de Lucius Verus, petit module, qui est en argent. Ces médailles, ainsi que les objets en métal cités plus haut, qui touchaient à l'eau ferrugineuse, sont d'un beau brillant et ne présentent aucune trace d'oxydation.

Cette fouille mit en outre à découvert une grande quantité de belles poteries romaines qui démontrent à quelle perfection s'élevait l'art de la céramique à cette époque, et combien elle était variée; car ayant recueilli plusieurs centaines de ces débris, je n'en ai point trouvé qui se rapportassent au même vase, bien que les sujets en relief qui s'y trouvaient représentés eussent entre eux quelque analogie : ce sont des personnages de la mythologie, des animaux, des chasses, des oiseaux, des fleurs, des arabesques, etc. Ces poteries faites avec de l'argile pure, soigneusement préparées, portent le nom des fabricants, et, quoique recouvertes de terre depuis quinze à dix-huit siècles, elles n'en conservent pas moins leur dureté, leur

_____

(1) M. Rivot, chargé des analyses au muséum impérial des mines, a bien voulu examiner quelques fragments de fibules semblables qui étaient brisées : il les a trouvés composés de cuivre, de zinc et d'une petite quantité d'étain.

poli et leur belle couleur rouge. Les quatre vases entiers trouvés dans cette fouille sont d'une jolie forme et bien conservés ; mais ils sont en terre grise, très-inférieure à celle de couleur rouge dont les Romains fabriquaient leur poterie fine.

Alors aussi on découvrit un puits, de construction romaine, creusé dans le roc à une profondeur d'un mètre et demi. La source ferrugineuse jaillit du fond de ce puits, qui était entouré d'un massif de terre glaise de près de 2 mètres d'épaisseur, pour recueillir toute l'eau de cette source et empêcher les eaux étrangères de venir l'altérer. A la partie supérieure était adapté un conduit en plomb, aussi d'origine romaine, de 35 centimètres de circonférence. Ce conduit ayant un peu plus de longueur que l'épaisseur du massif de terre glaise, s'adaptait à un autre en bois de chêne, dans lequel il versait l'eau de la source ferrugineuse. L'autre extrémité de ce conduit en chêne aboutissait à la cuvette placée derrière le Bain-des-Capucins ; mais il n'y versait qu'une petite partie de l'eau de la source, parce qu'il était détruit en plusieurs endroits de sa longueur.

Des travaux ayant été ordonnés par le Gouvernement, en 1855, afin d'obtenir la captation complète de l'eau ferrugineuse, nécessitèrent de nouvelles fouilles qui mirent à découvert l'ancien travail des Romains. Ce travail était beaucoup plus important que ne l'avaient annoncé les recherches faites en 1851 ; car, outre l'énorme massif de terre glaise dont j'ai parlé, on trouva que ce massif reposait sur un béton de ciment romain d'une plus grande étendue encore, et d'une telle dureté, que les ouvriers durent faire jouer la mine pour déblayer le terrain, afin de pouvoir parvenir à la partie vive du rocher, d'où sortaient plusieurs sources d'eau ferrugineuse thermale, qu'il était important de recueillir intégralement. Ce ciment était de trois sortes : les substances qui composaient sa partie la plus intérieure, par conséquent la plus rapprochée du point d'émergence de l'eau ferrugineuse, étaient réduites en très-petits fragments, de couleur grise, et aussi durs que du granit ; tandis que ce bloc de ciment présentait une couleur rougeâtre d'autant plus foncée qu'elle était plus extérieure, et les morceaux de rocaille, les débris de tuiles qui entraient dans sa composition étaient réduits en fragments de plus en plus gros.

La thermalité de la source la plus abondante s'élevait à 29 degrés centigrades, 5 degrés au-dessus de celle que présentait l'eau du récipient découvert en 1851.

A la droite, et vers le milieu de la tranchée pratiquée pour arriver au puits romain, on en fit une autre pour suivre un conduit en chêne qui fournissait une certaine quantité d'eau ferrugineuse, mais moins abondante et moins chaude que celle du récipient creusé dans le roc, que l'on ne désigne plus que sous le nom *d'eau du puits romain*. Les fouilles conduisirent à la découverte de plusieurs piliers distants les uns des autres de 10 mètres, lesquels paraissent avoir fait partie du temple de *Bricia*. C'est effectivement vers cet endroit que fut trouvée la pierre votive à la déesse Bricia. C'est aussi pour cela que la source qui y coule est nommée *source du Temple*. On n'est pas encore parvenu au point d'émergence de cette source : le conduit en chêne dont je viens de parler, avait peu de longueur, et l'eau y arrivait à l'aide d'un drainage établi à une époque qu'il est difficile de déterminer. Le travail

commencé pour parvenir jusqu'à la source a été interrompu, afin de pouvoir assurer le service de la saison
dernière ; mais il doit être repris au printemps à l'effet de
recueillir la totalité des eaux.

Ces dernières fouilles, de 1855, *tant au puits romain
qu'à la source du Temple*, nous ont encore mis en possession d'un assez grand nombre de curieux objets d'archéologie, parmi lesquels on remarque : 1° un truelle romaine ; 2° un très-beau strigile en bronze, trouvé à la
source du Temple, incrusté de dessins en argent, parfaitement conservé, garni d'un petit anneau pour l'accrocher,
ce petit anneau qui est en bronze représente un serpent ; 3° des médailles consulaires et impériales, toutes en
bronze, au nombre de 43, dont plusieurs sont d'une conservation parfaite ; 4° deux petites têtes de statuettes, l'une
en bronze et l'autre en terre cuite, cette dernière d'un bon
goût ; 5° un manche ciselé de couteau ou de poignard en
bronze ; 6° une pince épilatoire en bronze ; 7° des fragments
de fibules ; 8° une espèce de bouton en bronze représentant une figure d'homme barbu, avec des filets d'argent,
lequel servait probablement d'ornement à un ceinturon ;
9° trois lampes ; 10° deux meules géminées en pierre qui
servaient de moulin domestique ; 11° enfin, une grande
quantité de très-beaux fragments de poterie, sur l'un desquels on lit le mot Verecundus (honnête, décent, pudique),
et écrit de cette manière : VERECVNDVS. Ce mot semble
indiquer que certains sujets représentés sur les poteries
romaines ne devaient pas être tous ainsi qualifiés. Peut-
être aussi était-ce l'un de ces vases d'usage essentiellement
secret, et qui semblent dire : cachez-moi, *Verecundus sum*.
Il paraît qu'à cette époque on liait quelquefois une lettre

avec une autre, car on lit sur une pierre tumulaire déposée
aux Bains :

D. DIVICUS ƎF M.
SAMILLA MATƎR.

Au mois de juillet dernier, dans un champ situé au nord
de la prairie qui se trouve immédiatement derrière l'établissement thermal, la charrue mit à découvert la pierre
d'une tombe, que je crois plus intéressante encore que
celle sur laquelle est gravé le mot *Censorini*. On lit sur
cette pierre :

D. M.
CERIALIS DONICATI.

A côté de cette pierre étaient deux petits vases entiers en
terre rouge, d'une jolie forme ; une portion de torse d'une
statue en pierre, avec le vêtement d'un guerrier ; une aigle
aussi en pierre, les ailes déployées ; deux petites colonnes,
le tout paraissant avoir fait partie du monument élevé à
Cerialis Donicatus. Il est à remarquer aussi que ce tombeau
se trouve placé sur l'ancienne voie romaine dont j'ai parlé,
se dirigeant vers la Belgique. Or, on sait que les Anciens
plaçaient sur les voies publiques les tombeaux des personnages dont ils voulaient honorer la mémoire, et lorsqu'ils
avaient rendu de grands services à la patrie.

L'aigle et le fragment de statue trouvés près de la tombe
de *Cerialis Donicatus* annoncent que c'était un guerrier
d'un rang élevé. Il est probable que ce personnage appartenait à la famille du célèbre Petilius Cerialis, général romain, et parent de l'Empereur Vespasien, qui, vers le milieu du premier siècle de notre ère, battit à Trèves le chef

Batave, Civilis et ses généraux Valentinus et Tutor qui, profitant des troubles de la guerre civile à Rome, avait soulevé contre les Romains les peuples Germains. Il est certain que Petilius Cerialis commanda longtemps l'armée Romaine qui occupait les provinces du nord-est des Gaules, dans lesquelles était comprise la Séquanie (1).

J'ai fait placer à l'établissement des Bains tous les objets d'antiquité que j'ai pu recueillir, provenant des différentes fouilles faites à Luxeuil, pour en former le noyau d'un musée local, qui avec le temps pourra s'enrichir, et pré senter un certain intérêt aux étrangers qui se rendent à nos thermes.

Ainsi, tous ces débris de l'antique *Luxovium* annoncent que c'était une ville d'une certaine importance pendant la domination de ses premiers conquérants, qui se complurent à l'embellir durant cinq siècles.

Depuis l'arrivée des Romains dans le pays jusqu'à la fin de leur domination, en 495, deux fois déjà cette ville avait été sur le point de subir une ruine complète. Les peuples d'Outre-Rhin, qui convoitaient la riche province Séquanaise, y faisaient de fréquentes irruptions, ravageant tout ce qui se trouvait sur leur passage. Ces belles voies romaines, construites à si grands frais, dans un but de civilisation, pour répandre l'abondance et les richesses dans toutes les provinces Gallo-Romaines, en facilitèrent aussi l'invasion par les Barbares, qui en profitaient pour le transport de leurs lourds chariots de guerre, et les faisaient ainsi parvenir sûrement dans les plus opulentes cités et les contrées les plus richement pourvues.

(1) Voyez le dernier livre des *Annales de Tacite*.

Un des plus grands débordements de ces bandes dévas-
tatrices eut lieu vers l'an 275. Une autre plus terrible
encore arriva dans le milieu du IV° siècle. Ce dernier me-
naçait de tout renverser, ayant déjà détruit un grand
nombre de villes et de châteaux, lorsque l'Empereur Julien,
qui se trouvait alors sur les bords du Rhône, à Vienne,
marcha à leur rencontre, les repoussa, les battit enfin près
de Strasbourg, et força les débris de leur armée à repasser
le Rhin.

Cette partie de la Gaule, après la victoire de Julien, put
respirer librement pendant à peu près un siècle. Les villes
et les châteaux furent relevés; les campagnes se couvrirent
encore de riches moissons. Mais l'heure de la destruction
sonne de nouveau, et bientôt cette riche et populeuse contrée ne sera plus, pendant un grand laps de temps, qu'une
solitude couverte de décombres.

En 450, le plus cruel guerrier que le nord ait produit,
le farouche Attila, roi des Huns, après avoir ravagé presque
toute la Germanie, à la tête de soldats non moins cruels que
leur chef, se rua sur la Séquanaise. Ce terrible dévasta-
teur, qui, dans son fol orgueil, se qualifiait du titre de
fléau de Dieu, et se vantait que *son cheval ne foulait aucune
terre sans que l'herbe cessât d'y croître*, détruisit de fond en
comble les principales villes de cette riche province (1).
Les historiens signalent Besançon, Langres et Luxeuil
comme les villes dont la splendeur et les richesses avaient
particulièrement excité la cupidité de ces hordes barbares.

La civilisation de ces contrées succomba avec la puis-

---

(1) Le fameux Attila apparaît dans les traditions moins comme un personnage
historique que comme un mythe vague et sensible, symbole et souvenir d'une
destruction immense (*Histoire de France*, par M. Michelet, t. I, page 185).

sance romaine. Luxeuil fut entièrement saccagé : temples, palais, thermes, gymnase, etc., tombèrent sous la hache des soldats d'Attila.

Cette malheureuse ville était ensevelie sous ses décombres, quand un homme célèbre dans les annales chrétiennes, recommandable par ses lumières et la sainteté de sa vie, vint la sauver de l'oubli dans lequel elle était plongée depuis près d'un siècle et demi.

Saint Colomban, né vers l'année 540, désigné par les historiens du moyen âge, sous le nom de *Columban* ou de *Colum*, était un jeune prêtre irlandais. Fuyant le monde, il chercha dans son pays un lieu de retraite où il pût se livrer à la vie monastique ainsi qu'à l'étude des sciences, des belles-lettres et des livres sacrés. L'abbaye de *Bangor* était alors en grande réputation, il s'y retira, et, après y avoir puisé une science profonde, il la quitta et commença sa carrière de prédicateur chrétien, d'abord dans sa patrie, que l'on nommait alors l'*île d'Erin*, et quelquefois aussi l'*île des Saints*, à cause de la grande piété de ses habitants ; puis il vint établir une école dans l'île d'*Iona*, une des Hébrides, et un couvent d'hommes pauvres et fervents comme lui.

Après avoir fait beaucoup de conversions chez les Scots et chez les Picts, il se rendit dans les Gaules en 575, avec douze de ses compagnons, afin d'y prêcher la foi chrétienne. Ces hommes se dirigèrent vers l'Austrasie et furent reçus, par les ordres du roi Sigebert, au château d'Annegray, où ils restèrent pendant quelque temps. Ce fut pendant son séjour à Annegray que Colomban sollicita et obtint de Gonthramn, roi de Bourgogne, la permission de fonder une abbaye dans les environs. L'endroit qu'il choisit était situé à quelques heures de marche, à l'ouest d'Annegray, au pied des Vosges, près d'une source abondante d'eau thermale, entourée d'une grande quantité de ruines, et désignée sous le nom de *Luxovium*.

Jonas, moine de l'abbaye de Luxeuil, qui dans le VIIe siècle a écrit la vie de saint Colomban, dont il fut presque le contemporain, parle ainsi du lieu où fut fondé ce pieux établissement, voici la traduction du texte :

« Luxeuil, distant d'Annegrai de quatre lieues, avait été
» autrefois fortifié ; on y voyait les ruines d'un vieux châ-
» teau, des restes de Bains, des eaux très-chaudes, que les
» Romains avaient enfermées dans des réservoirs, qui par
» caducité étaient renversés. Il y avait aussi dans les alen-
» tours des bois où les païens avaient placé leurs idoles,
» dont on voyait encore les débris ; mais tout cela avait
» dégénéré en une demeure de bêtes féroces, d'ours, de
» loups et d'autres animaux (*soli ibi bestiæ et feræ bestio-*
» *rum, babulorum, luporum multorum frequentabant*) ; il
» présentait un désert affreux, que la fureur d'Attila avait
» rendu tel, depuis que, suivant les sentiments de sa ven-
» geance, il avait fait passer les habitants de Luxeuil au fil
» de l'épée et renversé tous les murs de cette grande ville.»

En arrivant dans ce pays, Colomban et ses compagnons y trouvèrent un humble prêtre nommé *Vinocus*, qui s'efforçait d'instruire des vérités de la religion chrétienne les pauvres bûcherons et les chevriers, seuls habitants alors de ces régions sauvages (1).

---

(1) En l'année 407, quarante-quatre ans avant l'irruption d'Attila, Gondicaud, roi des Bourguignons, ami et allié des Romains, vint s'établir dans la province séquanaise, qui perdit alors son nom pour prendre celui de Bourgogne. A cette époque la foi orthodoxe était déjà fort répandue, bien qu'elle fût persécutée.

Dans peu de temps l'établissement religieux de Colomban acquit une si grande réputation de sainteté, que Théodérick, roi des Francs Orientaux, attiré par le bruit public, vint visiter ces étrangers et leur demander des prières. Colomban, peu habitué à ménager les puissants du siècle, fit au visiteur des remontrances sévères sur ses mœurs et sur sa mauvaise vie. Ces reproches déplûrent moins au roi qu'à son aïeule, à cette même Brunehilde (Brunehault), qui, dit-on, pour gouverner plus sûrement son petit-fils, l'éloignait et le dégoutait du mariage, lui procurant elle-même les moyens de se livrer à toutes espèces de débauches. A l'instigation de cette reine, en 610, une accusation d'hérésie fut portée devant un concile d'évêques contre Colomban qui fut condamné par sentence unanime et banni de la Gaule avec ses compagnons (1). Après avoir voyagé en différents endroits, il arriva dans l'Helvétie orientale, habitée par des Alamans païens qui adoraient encore le dieu Woden (Odin), y laissa son disciple Gallus, qui fonda le célèbre monastère de Saint-Gall. De là, il passa en Italie, où, sous la protection d'Agilulphe, roi des Lombards, il fonda, en 615, le monastère de *Bobbio*, en Lombardie, au pied des Appennins. Quelques années après, il y termina une vie si bien remplie (2).

Mais avant de quitter son monastère de Luxeuil, Colom-

____

(1) Voyez : *Histoire de la conquête de l'Angleterre par les Normands*, par Augustin Thierry, Paris, 1836, t. I, page 108 ; et Michelet, *Histoire de France*, t. I, page 247.

(2) C'est à saint Colomban qu'on doit la fixation de la fête de Pâques au 14º jour de la lune. Dans une lettre qu'il écrivait à ce sujet au pape Grégoire-le-Grand, il dit : *Les Irlandais sont meilleurs astronomes que vous autres Romains*. Un irlandais, Virgile, évêque de Saltzburg, disciple de saint Colomban, affirma le premier que la terre est ronde et que nous avons des antipodes.

ban y avait semé les germes de la science et des vertus de la foi nouvelle. Il y avait établi une règle dans laquelle l'esprit prévalait sur la chair; règle qui, suivie par ses successeurs, contribua puissamment à la propagation des lumières et à celle d'une nouvelle civilisation fondée sur une religion d'amour et de charité. La règle de Colomban prescrivait l'obéissance et le silence absolus, le jeûne, la prière et le travail. Certaines heures étaient consacrées à l'étude et d'autres au labeur des mains : un des plus ordinaires fut de transcrire les meilleurs livres (1). Aussi, la bibliothèque de l'abbaye était-elle riche en beaux et rares manuscrits, dont malheureusement beaucoup ont été détruits dans les différents saccagements de Luxeuil. Ce qui restait de ces précieux débris de la science, échappé à la tourmente révolutionnaire de 1793, a servi à enrichir plusieurs bibliothèques, entre autres celles de Vesoul et du grand séminaire de Besançon. On assure que beaucoup de ces manuscrits les plus rares ont été vendus et transportés en Belgique (2).

L'illustre exilé, en se retirant, transmit la direction du monastère à saint Eustaise, né d'une des plus nobles familles de la Séquanie. Animé d'un zèle apostolique, Eustaise

---

(1) Pendant tout le VIIe siècle, cette règle fut suivie dans presque tous les monastères. Elle rivalisa quelque temps avec celle de saint Benoît ; mais cette dernière beaucoup plus douce et plus propre à satisfaire tous les besoins de la société, à former des agriculteurs, des artisans, aussi bien que des savants et des lettrés, l'emporta enfin sur celle de saint Colomban et absorba le monachisme presque tout entier.

(2) Un grand nombre de savants venaient puiser les éléments de leurs ouvrages dans cette riche collection : Bossuet s'enferma pendant huit jours dans ce sanctuaire de la science. Il laissa comme souvenir de la bienveillante hospitalité des Pères Bénédictins, une belle chasuble, qui est encore religieusement conservée à l'église paroissiale.

entreprit la conversion des Varasques, peuple voisin qui habitait sur les bords du Doubs, et dont quelques-uns étaient encore idolâtres. Sa ferveur le fit pousser plus loin ses conquêtes, car ses prédications s'étendirent jusqu'en Bavière, où il répandit les bonnes doctrines.

Dans le concile de Mâcon, en 623, il défendit avec autant de force que d'éloquence la règle de saint Colomban attaquée par Augustin, moine transfuge de Luxeuil.

A la mort de saint Eustaise, arrivée en 625, saint Valbert fut nommé 3e abbé de Luxeuil. C'était un noble Sicambre, qui avait renoncé aux honneurs et à la vie militaire pour se livrer à la prière et à l'étude dans la vie monastique.

A cette époque, l'abbaye avait acquis une grande importance : le nombre de ses cénobites s'élevait déjà à 900. Bientôt le monastère comprit l'enceinte de la ville et les faubourgs ; encore ne suffisait-il pas à la foule d'étrangers qui affluaient de toutes parts. Les familles les plus distinguées de toutes les parties de l'Europe fournissaient des élèves à cette abbaye, où il y avait collége, université, académie, séminaire, et pour professeurs, des savants du premier mérite. Ce fut la première abbaye qui eut le droit de frapper monnaie, de faire grâce et celui de préséance.

Il ne peut entrer dans mon sujet de faire l'énumération de tous les hommes distingués sortis de cette école célèbre. Une foule d'évêques, de cardinaux, d'hommes d'Etat, etc., y furent élevés. Beaucoup d'entre eux brillèrent dans la république des lettres ; d'autres occupèrent les premières dignités de l'Eglise et de l'Etat. Un grand nombre d'abbés des monastères étrangers venaient y puiser la science, pour de là aller fonder d'autres établissements religieux et des académies (1). Des fils des plus nobles familles briguèrent l'honneur d'appartenir à cette communauté religieuse, et quelques-uns par leur savoir et leurs vertus méritèrent de la diriger. Tel fut Drogo, fils naturel de Charlemagne, son 25ᵉ abbé, qui y fit fleurir les lettres et les sciences sous la direction du célèbre *Angelomus*, le plus savant homme peut-être de son siècle. Son dernier abbé, M. le comte de Clermont-Tonnerre, appartenait aussi à une de nos grandes familles historiques.

L'abbaye de Luxeuil ne fut pas seulement célèbre pour avoir été la pépinière d'où sortirent tant de saints personnages et de savants distingués ; comme celle de Saint-Denis, de Chelles et de Jumièges, elle donna asile aux puissances déchues, que les révolutions de ces temps de barbarie précipitaient du faîte des grandeurs. En 673, Léodegher, évêque d'Autun, dont l'église a fait un saint, sous le nom de saint Léger, et Ebroin, qui tous deux avaient été maires du palais de Neustrie, y furent renfermés. Ces deux hommes, pendant qu'ils étaient à la tête des affaires, avaient été rivaux politiques, et s'étaient fait une guerre acharnée. Enfermés dans le même cloître, soumis à la même règle et au même genre de vie, ils se réconcilièrent. Mais redevenus libres tous d'eux, et Ebroin rentré en possession de la charge de maire du palais, celui-ci ne cessa de poursuivre son ancien rival de sa haine implacable que quand il l'eut tout à fait abattu. Après l'avoir retenu en captivité pendant quatre ans, il lui fit couper les lèvres et la langue, lui fit enfin trancher la tête après l'a-

(1) Saint Philibert, premier abbé de Jumièges, vint se perfectionner à Luxeuil. Toutes les églises lui demandaient des chefs, voulant être gouvernées par des hommes instruits à cette savante école (Ann. Mab., t. I, page 650).

voir fait condamner par un nombreux concile d'évêques, tenu à *Marlanum* (Marli), en 678. Moréri, dans son grand *Dictionnaire historique*, prétend que le roi Childéric III, après sa déposition, fut détenu pendant quelque temps dans l'abbaye de Luxeuil.

Je ne puis dans une esquisse aussi rapide donner une histoire complète de Luxeuil. Il doit me suffire de dire que, pendant l'espace de douze siècles, cette malheureuse ville eut souvent à souffrir des invasions de différents peuples barbares et des guerres acharnées que se firent entre eux, pendant tout le moyen âge, les rois qui s'étaient partagé les provinces romaines. Elle fut d'"abord, comme je l'ai déjà dit, ravagée par l'invasion des peuples d'Outre-Rhin, et surtout par celle d'Attila ; puis, moins de trois siècles après, en 725, les Sarrasins y firent une irruption, et mirent tout à feu et à sang (1). A cette époque, disent les historiens, Luxeuil était dans un état de splendeur remarquable.

Après ce désastre, on se hâta de rétablir l'abbaye et les Bains ; mais, vers 780, Luxeuil est de nouveau saccagé : c'était pendant que Charlemagne faisait la guerre aux Sarrasins, pour les chasser de l'Espagne, que des peuples barbares appelés dans les anciens cartulaires *Commani* et *Frecari*, ruinèrent l'abbaye et mirent à mort tous les religieux, leur abbé *Mellinus* à leur tête. L'office divin qui s'y célébrait perpétuellement jour et nuit cessa dans ce saint lieu, et la belle école qui s'y était soutenue jusqu'alors fut dispersée ; mais, grâce à Charlemagne, elle ne tarda pas à sortir de ses cendres.

(1) *Histoire de France*, par M. H. Martin, t. II, page 264.

En l'année 936, les Huns (Hongrois) se ruèrent encore sur ce malheureux pays et le dévastèrent par le fer et le feu. En 1201, Luxeuil, son monastère et ses Bains sont encore réduits en cendres; et 13 ans après, l'abbaye qui seule avait été relevée, est de nouveau incendiée par des peuples germains qui viennent y faire invasion.

Suivant une bulle d'Honorius III, à la date de 1222, Luxeuil n'était plus qu'un simple village; mais les Bains et son monastère y attiraient tant d'étrangers, et surtout tant de faveur de la part des souverains, qu'il fallait bien peu de temps pour le rétablir et le repeupler. Aussi, sept ans après ce dernier désastre, Henry, roi des Romains, qualifie Luxeuil du nom de Cité, et en cède la seigneurie à Othon IV.

En 1293, Hugues de Bourgogne s'empare du faubourg dit de *la Bure* ou *de la Motte*, le pille, le brûle, ainsi que l'abbaye.

Pendant les guerres féodales des XIVe, XVe et XVIe siècles, cette ville eut encore beaucoup à souffrir, et tout ce qui en dépendait fut souvent détruit.

L'abbaye de Luxeuil, enrichie par les dons des princes et des rois, jouit de tous les droits qui lui avaient été conférés jusqu'en 1535, époque à laquelle François de la Pallu, abbé de Luxeuil, abdique son droit de souveraineté en faveur de Charles-Quint, sous la réserve que Luxeuil aurait un bailliage à l'instar des bailliages royaux. L'Empereur vint lui-même en prendre possession l'année suivante.

Dès lors, une puissance rivale s'éleva à côté de l'abbaye, entra en litige avec elle, s'empara de la police, lui enleva les thermes qui avaient repris de l'importance, et finit par la dépouiller entièrement de ses immenses propriétés, ce qui fut enfin consommé à la révolution de 1789. Cette rivale, c'est la ville de Luxeuil, dont l'histoire depuis la fin du VIe siècle, ne fut longtemps que celle de l'abbaye.

Des documents qui se trouvent dans les archives de la ville prouvent que l'inquisition existait à Luxeuil pendant la domination Espagnole, mais à dater de l'adjonction de la Franche-Comté à la France, ce terrible tribunal y fut aboli.

Vers la fin du XVIe siècle, le protestantisme avait des partisans à Luxeuil; mais il ne put s'y établir, grâce au cardinal de Granvelle, un des plus rudes adversaires de la Réforme. Cent ans après, lorsque la ville se rendit au marquis de Rénel, commandant les troupes françaises qui l'assiégeaient, on craignait encore ces germes d'hérésie, car le premier article de la capitulation stipule : « La religion catholique, apostolique et romaine sera conservée dans sa pureté et *sans aucune liberté de conscience.* »

Un autre article de la capitulation était ainsi rédigé : « Que l'honneur des femmes et des filles soit conservé. » En marge se trouve cette apostille de la main de M. de Rénel : *ainsi qu'il leur plaira.* Trait qui caractérise l'esprit français toujours prompt à mêler la plaisanterie aux choses les plus sérieuses.

Luxeuil, comme toute la Franche-Comté, se soumit aux armes heureuses de Louis XIV, et appartint définitivement à la France, d'après le traité de paix signé à Nimègue, en 1678.

Après tant de vicissitudes, cette ville peut enfin jouir des douceurs de la paix, et pendant 140 ans elle ne fut occupée par aucune troupe étrangère ; mais en 1814, le département de la Haute-Saône fut envahi par l'armée alliée, et Luxeuil eut à supporter, pendant six mois, sa part des charges imposées au pays.

J'aurais pu dans ce résumé historique rapporter d'autres faits dont Luxeuil a été le théâtre à différentes époques des temps anciens; mais je ne dois pas oublier que mon principal but est de faire connaître son établissement thermal. Je m'arrête donc, en faisant observer, qu'il y a peu de pays en France auquel on puisse à plus juste titre appliquer ce passage du grand orateur romain : *Quacumque ingredimur, in aliquam historiam vestigium ponimus !* Partout où se portent nos pas nous foulons quelque souvenir historique !

LUXEUIL MODERNE.

Nous avons vu, qu'à l'époque où Labienus fit réparer les Bains, l'endroit où ils existaient était désigné sous le nom de *Lixovium*. Tous les auteurs qui parlent de la destruction de cette ville par Attila la nomment *Luxovium*. Dans le moye âge, cette dénomination éprouva plusieurs altérations : c'est ainsi que, au concile de Bâle, en 1431, on l'appela *Lixvi*. Dans la langue romane on disait *Luxeu*, nom que lui donnent encore beaucoup d'habitants du pays (1) ; mais le mot de Luxeuil a prévalu, et c'est celui employé par les géographes modernes.

Luxeuil, que les anciens historiens plaçaient au nombre des cités de second ordre de la Gaule, est sans doute bien déchue de son antique splendeur ; cependant elle est encore une des villes les plus importantes du département de la Haute-Saône ; importance qu'elle doit évidemment à son établissement thermal.

(1) Cette appellation nous met en mémoire un couplet que chantaient, dit-on, les paysans en battant l'eau d'un étang situé tout près de l'abbaye, la nuit qui suivait l'installation de l'abbé de Luxeuil :

Pâ, pâ, rainnottes, pâ (paix) !
Veci Monsieu
L'abbé de Luxeu
Que Dieu gâ, gâ, gâ (garde) !

Cette ville, dont la population est de quatre mille habitants, présente l'aspect le plus pittoresque. Située par
21°,50 de longitude, 47°,51 de latitude, à l'extrémité
septentrionale d'une riche et vaste plaine, fertilisée par les
eaux de deux rivières, le *Breuchin* et la *Lantène* (par cor-
ruption *Lanterne*), elle est adossée au nord à des collines
couvertes de forêts bien percées et arrosées d'un grand
nombre de ruisseaux qui naissent de charmantes et fraîches
fontaines naturelles, but fréquent de promenades des baigneurs.

Placée au milieu d'une campagne couverte d'une vigoureuse végétation, d'une culture riche et variée, jouissant d'un air pur et tempéré, à l'abri des vents froids si
funestes aux malades qui font usage des eaux, Luxeuil a
jusqu'à présent échappé à toutes les épidémies qui trop
souvent attaquent les localités moins bien favorisées de
la nature. Son sol, où dominent la silice et l'alumine,
repose sur un banc de pierres de grès, sablonneuses et
micacées, ce qui ajoute encore aux causes topographiques
de sa salubrité en absorbant les principes humides.

Les circonstances de cette heureuse position doivent
être prises en grande considération par les médecins qui
dirigent leurs malades vers des stations thermales, dont
beaucoup se trouvent dans des pays de montagnes où trop
souvent ceux qui vont pour y chercher la santé sont presque privés d'exercice, tant l'abord des promenades présente
de difficultés, et tant sont fréquentes et brusques les variations atmosphériques. A Luxeuil, au contraire, le voisinage de ses belles forêts offre de tous côtés des lieux
de promenade agréables et d'un accès facile, où l'on peut
se livrer à l'exercice si nécessaire aux malades qui font

usage des eaux, tout en respirant l'air pur et balsamique
d'une luxuriante végétation.

Comme centre de population, cinq grandes routes viennent y aboutir. Ses marchés sont très-fréquentés et les
denrées de toutes sortes y abondent, ce qui, relativement
à la plupart des stations thermales, constitue à Luxeuil la
vie à bon marché. Des voitures publiques y arrivent ou
en partent à chaque instant, et mettent cette ville en rapport continuel avec toutes les localités circonvoisines. Deux
lignes de chemins de fer en voie de construction, l'une de
Paris à Mulhouse, l'autre de Dijon à Nancy, vont se croiser
à une petite distance de Luxeuil. Celle de Paris à Mulhouse
doit être livrée cette année à la circulation, ce qui permettra aux malades de la capitale de se rendre à nos
thermes dans moins d'une journée. La ligne de Dijon à
Nancy, qui est aussi très-avancée, y amènera dans moins
de temps encore ceux du midi et du nord de la France.

Luxeuil en plusieurs endroits présente l'aspect des anciennes villes de la Castille et de l'Andalousie, et témoigne
ainsi de la domination espagnole dans le pays. Elle possède des constructions et des monuments qui attirent l'attention des voyageurs. Une des plus curieuses maisons de
l'ancienne ville a appartenu au cardinal Jouffroy : ce personnage a joué un rôle assez important pendant une partie
du XVe siècle, pour que nous nous permettions une légère
digression à son sujet.

Jean Jouffroy, connu aussi dans l'histoire sous le nom
de Joffredi, naquit à Luxeuil en 1412, d'une famille noble
qui le destina à la carrière ecclésiastique. Doué d'une
grande intelligence et d'une mémoire prodigieuse, il devint bientôt un des hommes les plus remarquables de l'é-

poque. Après avoir étudié le droit à Cologne et à Paris, il prit l'habit religieux à l'abbaye de Luxeuil, où il puisa une partie des vastes connaissances qui l'élevèrent rapidement aux premières dignités de l'Eglise et de l'Etat. Philippe-le-Bon, duc de Bourgogne, reconnaissant son haut mérite, lui confia une ambassade en Portugal, puis une autre à Rome, sous le pontificat de Nicolas V, missions dont il s'acquitta si bien, que le prince, pour l'en récompenser, lui fit obtenir à son retour l'abbaye de Luxeuil, puis l'évêché d'Arras.

Louis XI, qui savait si bien apprécier les hommes de mérite, voulut à son avénement au trône, en 1461, s'attacher Jouffroy, pour en faire un instrument de sa politique. A peine fut-il en faveur près du roi dont il était l'aumônier, qu'il sollicita le chapeau de cardinal. Le pape Pie II, qui désirait abolir la *pragmatique sanction*, faite dans le concile de Bâle, mais à la rédaction de laquelle n'avait point concouru le Saint-Siége, lui promit la pourpre romaine s'il pouvait déterminer Louis XI à supprimer cet acte. Jouffroy employa tant d'adresse et de persévérance auprès du roi, qu'il le décida à l'abolir. Il obtint pour récompense, outre le chapeau de cardinal, le riche évêché d'Alby (1).

Louis XI l'employa avantageusement pour diverses négociations difficiles, et en fit un de ses ministres. Enfin, en 1473, il lui donna le commandement d'une armée contre Jean V, comte d'Armagnac, que le Cardinal assiégea dans la ville de Lectour. L'histoire de cette expédition n'est pas favorable au caractère de cet homme d'Etat, qui étant entré en négociation avec le comte d'Armagnac,

---

(1) Le souverain pontife peignait ainsi l'envoyé du roi de France : *Virum egregium, doctrina, eloquio, ingenio, memoria divina præcellentem.*

stipula un traité, et partagea une hostie consacrée avec le comte en garantie de la capitulation, qui n'en fut pas moins violée ; car au lieu de faire exécuter loyalement le traité, les troupes du roi entrèrent dans le palais du comte et le poignardèrent dans les bras de sa femme, Jeanne de Foix. La ville entière fut ensuite abandonnée au pillage et livrée aux flammes, tous les habitants furent égorgés sans pitié.

Après ce triste exploit, l'armée se mit en marche pour aller assiéger Perpignan. Le cardinal, étant tombé malade, voulut revenir à Paris ; mais il fut obligé de s'arrêter au prieuré de Rully, dans le diocèse de Bourges, où il mourut le 24 novembre, à l'âge de 61 ans.

L'architecture de la maison habitée par le cardinal Jouffroy, remonte à la fin du XIVe siècle. Au premier étage, on remarque un balcon en pierre d'une construction élégante et hardie, occupant toute la largeur de la maison. A l'extrémité gauche se trouve une jolie tourelle ressortant du mur et paraissant y avoir été attachée comme un gracieux ornement. Elle est couverte de sculptures délicatement fouillées, au milieu desquelles se voit le chiffre du Cardinal. Les consoles qui soutiennent le balcon représentent des sujets fantastiques dans le goût du temps où il fut construit.

Dans l'intérieur de la maison, il y a d'énormes cheminées, dont le foyer peut recevoir des arbres entiers. Le dessus de ces cheminées est décoré de bas-reliefs indiquant l'enfance de l'art, et qui n'ont rien de remarquable que leur antiquité. L'un de ces bas-reliefs représente Adam et Eve chassés du paradis terrestre. On y remarque le serpent tentateur, auquel l'artiste a donné une jolie figure d'enfant, remplie d'une hypocrite douceur. Un autre bas-relief représente Noé, dans la position qui indique la cause des moqueries d'un de ses enfants trop peu respectueux.

Dans le jardin, il y a une charmille sous laquelle un illustre aveugle, le savant historien, Augustin Thierry, a dicté une de ses plus belles compositions : *Les récits des temps Mérovingiens.*

En face de l'habitation du cardinal Jouffroy, se trouve un monument de la même époque, d'une belle architecture sarrasine, qui servit longtemps d'hôtel de ville. Tout annonce que cet édifice avait eu pour première destination de loger les troupes de la garnison. On y pénètre par une porte donnant sur l'escalier qui conduit aux étages supérieurs et au haut d'une tour où l'on plaçait les sentinelles qui veillaient à la garde de la place. Cette tour, de construction élégante et légère, est éclairée par des fenêtres au-dessus de chacune desquelles on voit tracé en relief un mot de l'*Ave Maria,* en lettres gothiques. Les visiteurs qui ne craignent pas de monter jusqu'à la plate-forme, sont dédommagés de cette pénible ascension par la vue d'un magnifique panorama : l'horizon, au nord, est borné par de vastes forêts ; à l'est, par la chaîne des Vosges et du Jura, qui se dessinent dans une grande étendue sous une teinte bleuâtre. On aperçoit plusieurs pics élevés, au nombre desquels est le *ballon de Servance,* de plus de 1,200 mètres de hauteur, et même, dans les temps humides, une partie de ceux de la chaîne des Alpes. Au sud, se déploie une magnifique plaine parsemée de nombreux villages dont les terres bien cultivées entretiennent l'abondance dans le pays. On découvre dans l'ouest des coteaux couverts d'une belle végétation.

Au dehors, à la hauteur du premier étage, sur la droite,

se trouve une jolie tourelle, tout aussi délicatement sculptée que celle de la maison du cardinal Jouffroy (1).

Plus loin, en descendant la rue, est une belle maison, avec des sculptures dans le goût de la renaissance. Les trois constructions dont je viens de parler ont attiré l'attention de l'Empereur Napoléon III, lors de sa visite à Luxeuil.

Quelques maisons plus bas, en face de la place, est située celle où est né le docteur *Jean-François Aubry,* auteur des commentaires sur les pronostics et aphorismes d'Hippocrate, intitulés : *les Oracles de Cos,* ouvrage précédé d'une *introduction à la thérapeutique de Cos,* qui est très-estimée des médecins. Le docteur Aubry fut médecin intendant (inspecteur) des Bains de Luxeuil, depuis 1749 jusqu'en 1782.

La place de l'Eglise, qui est située vis-à-vis de cette dernière maison, est formée à gauche, d'une suite d'anciennes constructions des XIVe et XVe siècles (2). Le côté droit de la place est occupé par les bâtiments de la mairie et le presbytère, au bout duquel est l'église paroissiale, qui

(1) Des historiens prétendent que c'était la maison paternelle du Cardinal. Il est certain que cette jolie construction a appartenu à la famille Jouffroy jusqu'en 1552, époque à laquelle la ville l'acheta pour la somme de 655 livres. On éleva alors sur la plate-forme un clocher dans lequel on plaça une cloche portant cette inscription : *Condita anno 952, fissa restitui jussit magistratus Luxoviensis.* La cloche a disparu, le ridicule petit clocher, si peu en harmonie avec l'élégante architecture du monument, est resté

Ces deux monuments ont semblé assez curieux à M. Taylor, pour leur faire occuper une place dans son bel ouvrage sur les *Antiquités de la Franche-Comté.*

(2) Une des mieux conservées et des plus remarquables par sa belle architecture, porte le millésime de 1575. Elle est située un peu plus à gauche, à côté de la maison des Sœurs, qui elle aussi présente une belle façade où se voyent superposées des colonnes des trois genres d'architecture. Beaucoup d'autres constructions de la même époque se trouvent encore dans différents quartiers de la ville.

autrefois était celle de l'ancienne abbaye, tant de fois dé-
truite, et dont la reconstruction remonte à l'année 1240.
L'architecture extérieure est lourde et massive ; mais l'intérieur présente des voûtes hardies ; on voit dans le chœur
de belles sculptures en bois. Le bas de l'église est occupé
par un buffet d'orgue richement sculpté. Le fond de cette
place est formé de la maison des Frères de l'Ecole chrétienne, construite depuis quelques années seulement.

L'abbaye, composée de plusieurs grands corps de bâtiments, est attenante à l'église. Le cloître, qui maintenant
forme une partie de la place du marché, remonte, dit-on,
au VIIIe siècle ; mais ce ne peut être qu'une très-petite partie,
car le reste présente l'architecture ogivale qui date d'une
époque beaucoup plus rapprochée. L'extrémité sud de ce
cloître a été changée en salle de spectacle, où une troupe
d'artistes vient tous les ans récréer les habitants et les
étrangers pendant la saison des eaux.

Lors de l'invasion de 1814, l'ennemi transforma l'abbaye en un grand hôpital, où 1,500 malades purent être
reçus à la fois. Depuis cette époque on y a placé un des
petits séminaires du diocèse. On y a aussi construit dans
un des corps du bâtiment une chapelle des plus gracieuses
et d'une assez grande étendue.

L'ancienne abbaye ayant été incendiée à deux reprises
différentes, au commencement du XIIIe siècle, par les seigneurs d'Hobourg et d'Aigremont, toutes les constructions
de cet immense établissement religieux, qui existent encore aujourd'hui, furent élevées en 1255.

Dans le faubourg dit *du chêne*, était le couvent des Pères
Capucins qui s'y établirent en 1619. C'était, avant la révolution de 1793, un des plus agréables de la Franche-Comté.

Le bâtiment est maintenant occupé par la gendarmerie départementale.

Comme établissements d'éducation, outre le petit séminaire, Luxeuil possède un bon collége, une école primaire, la maison des Frères de l'École chrétienne, et celle des religieuses pour l'éducation et l'instruction des jeunes filles.

La partie de la ville désignée sous le nom de rue des Romains ou de *la Corvée*, est la plus rapprochée des Bains ; c'est là que sont situés les deux beaux hôtels du *Lion Vert* et du *Lion d'Or*, et d'autres maisons où se trouvent d'excellentes tables et des logements commodes à des prix accessibles à toutes les fortunes.

Devant les bains et dans les jardins environnants, il y a aussi de jolies habitations dans lesquelles, comme dans celles de la Corvée, les étrangers qui se rendent à Luxeuil sont l'objet des soins les plus empressés.

En face de la grille du jardin des Bains, est le salon de l'établissement où sont les salles de danse, de musique, de conversation, de jeu de billard, le cabinet de lecture, etc. Les fenêtres donnent sur un balcon d'où l'on découvre le beau jardin des bains et la campagne. Le rez-de-chaussée est disposé pour salles de rafraichîssements. Dans le jardin il y a un joli couvert et des jeux de différentes sortes. C'est là, ou dans le jardin des bains, qu'une excellente musique se fait entendre deux fois par jour pendant la saison des eaux.

Tous les soirs, ces salons sont le rendez-vous de la bonne société, qui s'y livre aux divertissements si nécessaires à ceux qui en ont l'habitude, ainsi qu'aux baigneurs, qui ont besoin d'agréables distractions.

DESCRIPTION

DE L'ÉTABLISSEMENT THERMAL.

L'établissement des bains de Luxeuil est situé au nord de la ville, à l'extrémité dè la rue des Romains. L'étendue de ses constructions, d'une belle architecture, le nombre et l'abondance de ses sources, son nouveau Bain ferrugineux ; le magnifique jardin au milieu duquel il est placé, en font un des plus beaux et un des plus importants établissements que possède la France.

Presque toutes les sources, dont l'altitude est de 322 mètres au-dessus du niveau de la mer, viennent émerger dans l'intérieur de trois corps de bâtiments réunis entre eux à angle droit. Le bâtiment placé au sud, à gauche en entrant dans le jardin, est le plus petit des trois. Il renferme le cabinet du médecin-inspecteur, le bureau du régisseur, le logement du concierge, la lingerie, le séchoir, la salle du Bain des Bénédictins et celle du Bain des Dames. Le corps de bâtiment qui est à l'ouest contient le Bain des Fleurs et le Bain-Gradué. Ce corps de bâtiment présente à l'extérieur, dans toute son étendue, une belle galerie à arcades, au bout de laquelle on va ouvrir une large fenêtre qui permettra d'apercevoir une grand partie du jardin et le joli paysage formé par le bois et les coteaux en amphithéâtre qui se trouvent à l'horizon. Cette galerie doit être vitrée et asphaltée pour servir de salon promenoir. Le bâtiment situé au nord possède aussi une galerie couverte séparée de la précédente par un petit salon d'attente qui se trouve dans l'angle à leur point de jonction. Ce corps de bâtiment, le plus grand des trois, renferme le Bain de la Salle-Neuve ; les Étuves ; le Grand-Bain ; la salle des Cuvettes ; le Bain des Capucins ; le nouveau Bain ferrugineux et le logement du jardinier. Dans les combles sont placés deux grands réservoirs pour le service des baignoires de la Salle-Neuve et de celles du Grand-Bain, et aussi pour fournir de l'eau à toutes les douches placées dans les différentes salles de ce corps de bâtiment. L'eau arrive dans ces réservoirs à l'aide d'une turbine qui se trouve entre la salle du Grand-Bain et celle des Cuvettes.

Avant la réédification des bains de Luxeuil, son emplacement n'était plus qu'un cloaque où gisaient des restes de constructions, parmi lesquelles on en distinguait qui avaient, dit-on, une origine romaine. Une inscription latine placée sur le fronton du bâtiment faisant face à l'ancienne route de Saint-Loup, indique l'époque de cette reconstruction, et donne en même temps l'histoire abrégée de ces thermes :

LVXOVII THERMÆ,

A CELTIS OLIM ÆDIFICATÆ,

A TITO LABIENO, JVSSV CAII JVL. CÆSAR. IMP.,

RESTITVTÆ,

LABE TEMPORUM DIRVTÆ,

SVMPTIB. VRBIS DE NOVO EXTRVCT. ADORNATÆ,

FAVENTE D. DE LACORÉ, SEQVAN. PROVINC.

PREFECTO EJVS CVRA ET OFFICIO,

REGNANTE ADAMATISSIMO LVDOVICO XV,

ANNO M CC LXVIII.

La ville de Luxeuil dépensa en douze ans la somme de trois cent mille francs pour construire ce qui existe aujourd'hui. Le gouvernement et M. de Lacoré, gouverneur de la Franche-Comté, n'y prirent d'autre part que, de donner à la ville *la permission de dépenser son argent*. Si le nom de M. de Lacoré se trouve dans l'inscription, c'est une flatterie qui était dans les habitudes de l'époque.

La distribution intérieure de l'établissement est divisée en neuf grandes salles, dont je vais donner la description, en indiquant les sources qu'elles contiennent.

BAIN DES BÉNÉDICTINS.

Ce bain consiste en une belle salle, au milieu de laquelle se trouve une piscine de forme circulaire, ayant 4 mètres de diamètre et 70 centimètres de profondeur. Elle est divisée en deux compartiments, un pour chaque sexe, dont chacun peut recevoir 12 personnes à la fois. L'eau, ainsi que dans toutes les autres piscines de l'établissement, s'y renouvelle continuellement par deux sources qui fournissent près de 18,000 litres d'eau en 24 heures, et dont le mélange maintient ce bain à une température constante de 35 degrés. Chaque sexe a son vestiaire ; mais celui des hommes, étant trop petit, doit être prochainement remplacé par un plus grand.

Le nom de ce bain lui vient de ce qu'il appartenait autrefois à la communauté des Bénédictins, à laquelle il fut concédé en 1684.

BAIN DES DAMES.

La partie de l'établissement désignée sous le nom de *Bain des Dames*, est une grande salle carrée, soutenue par quatre colonnes, dans le centre de laquelle est un large bassin de forme octogone. La source de ce bain, la plus abondante et la plus minéralisée de l'établissement, fournit 52,600 litres d'eau en 24 heures, et jaillit par quatre tuyaux en cuivre adaptés au haut d'une colonne creuse en pierre, placée au centre du bassin, laquelle descend à 5 mètres de profondeur pour arriver jusqu'à la source, dont la température est de 47 degrés, et d'où se dégage continuellement une grande quantité de gaz azote pur. On ne se baigne plus dans ce bassin, parce que son eau est employée pour alimenter les quatre cabinets de douches de cette salle, toutes les baignoires du Bain des Fleurs et presque toutes celles du Bain-Gradué.

J'ai eu quelquefois à regretter de ne pouvoir faire prendre des bains de piscine à haute température, pour en faire l'application à de certaines maladies qui ne cèdent qu'à des réactions énergiques. C'est pourquoi, j'ai demandé que, quand on s'occupera des travaux qui doivent être bientôt exécutés dans cette partie de l'établissement, on disposât d'une certaine quantité de l'eau qui s'y trouve en si grande abondance, pour avoir une petite piscine à haute température.

Le principal travail à exécuter au Bain des Dames consiste dans l'agrandissement du bassin, afin d'en faire un vaste réservoir qui sera entièrement couvert, pour conserver à l'eau toute sa thermalité.

BAIN DES FLEURS.

En sortant du Bain des Dames, on entre dans une petite rotonde éclairée par le haut : c'est le *Bain des Fleurs,* construit sur l'emplacement d'une cour autrefois ornée de fleurs, ce qui lui a fait donner le nom qu'il porte aujourd'hui.

Ce bain renferme dix cabinets, dont trois contiennent chacun deux baignoires. Les baignoires de cette rotonde sont en pierre et reçoivent, comme je l'ai dit plus haut, leur eau chaude du Bain des Dames, et là froide du réservoir de la *Fontaine d'Hygie,* placé sous un talus du jardin.

Dans un petit enfoncement, entre les n°s 1 et 8, se trouve la source dite *Gélatineuse,* ainsi désignée à cause de l'onctuosité de son eau, qu'elle doit à une assez grande quantité de silice qui s'y trouve en suspension. Le dépôt de cette eau est celui de toutes celles de l'établissement qui renferme le plus de sesquioxyde de manganèse, et de silicate de manganèse et de baryte, ainsi que le démontre une analyse de M. Ossian Henry, dont je parlerai ci-après.

L'eau de la Source Gélatineuse, qui autrefois alimentait les baignoires des cabinets n°s 7 et 9 du Bain-Gradué, n'est plus utilisée depuis une quinzaine d'années. Les 8,600 litres d'eau qu'elle fournit étaient perdus ; mais ils vont nous être d'une grande utilité lors de la reconstruction du Bain des Fleurs qui, d'après le nouveau plan adopté, renfermera huit beaux cabinets avec baignoires, munis de vestiaires. Chacun de ces cabinets sera pourvu d'appareils complets à douches, dont le Bain des Fleurs a manqué jusqu'à présent. Ce Bain, qui aujourd'hui laisse beaucoup à désirer, va devenir un des plus beaux de l'établissement.

BAIN-GRADUÉ.

Un couloir conduit du Bain des Fleurs au Bain-Gradué. La salle de ce bain, d'une noble architecture, avec sa voûte majestueuse soutenue par de gracieux arcs-boutans qui reposent sur des colonnes, présente un aspect vraiment monumental. Le milieu est occupé par une large piscine divisée en quatre compartiments, dont chacun recevait autrefois de l'eau d'une température différente : 31, 33, 35 et 37 degrés; c'est pourquoi on l'appela *Bain-Gradué*. Les deux sexes y étaient mêlés; mais l'administration supérieure ayant exigé qu'ils fussent séparés, j'ai dû destiner deux de ces compartiments aux hommes et deux aux femmes. Chacune de ces cases étant trop petite pour être divisée en deux, je fus obligé de n'admettre que les températures de 33 et 36 degrés.

Cette piscine est alimentée par deux sources, l'une à 47 degrés, l'autre à 39, qui fournissent 12,000 litres d'eau par jour. Elle est assez spacieuse pour donner place à 60 baigneurs à la fois.

Le pourtour de la salle est occupé par onze cabinets garnis de baignoires en pierre, dont huit reçoivent de l'eau chaude du Bain des Dames. Les trois autres sont alimentés par l'eau du Grand-Bain, ayant 56 degrés de chaleur; ce qui permet au besoin d'y faire prendre des bains à haute température. L'eau froide provient du réservoir de la Fontaine d'Hygie. Tous ces cabinets seront pourvus d'appareils de douches; les murs doivent être recouverts de belle faïence blanche, et le sol asphalté. Sur l'espèce de galerie formée par les murs de séparation de ces cabinets, on a placé des bustes en marbre qui ont été donnés par

M. Clerc, ancien médecin-inspecteur des bains. A chaque angle de la salle se trouve un vestiaire avec cheminée ; deux servent aux femmes et deux aux hommes.

L'ensemble de cette belle salle a quelque chose de grandiose, qui frappe d'étonnement l'étranger qui y entre pour la première fois, et peu d'établissements en France en possèdent une qui puisse lui être comparée.

Un chauffoir, pour le service du linge, est placé à proximité des trois bains que je viens de décrire.

GRAND-BAIN.

Cette salle de bains contient deux sources, l'une à 55 et l'autre à 57 degrés, qui donnent par 24 heures, 77,400 litres d'eau que reçoit un large réservoir couvert de dalles en pierre formant le pavé de la salle. Une turbine, située entre cette salle et celle des Cuvettes, monte l'eau dans deux autres réservoirs placés dans les combles pour, de là, être distribuée dans les appareils et les baignoires des cabinets qui sont au rez-de-chaussée. L'établissement n'ayant que de l'eau thermale, on remplit un de ces réservoirs la veille, afin d'y laisser refroidir l'eau pour le service du lendemain. D'où il résulte que toujours, à Luxeuil, les bains ne sont composés que d'eau minérale.

Dix cabinets dont les murs sont recouverts de faïence blanche, garnis de baignoires en pierre, et de douches à la Tivoli, sont placés sur les côtés de la salle, et séparés les uns des autres par de jolies colonnes. Les douches sont disposées de manière à pouvoir en préciser la température et la force, et peuvent être prises dans les cabinets mêmes, sans aucun dérangement de la part du malade.

C'est sans doute à l'abondance de ses sources, plutôt

qu'aux dimensions de la salle, que le *Grand-Bain* doit son nom.

BAIN DE LA SALLE NEUVE.

Cette salle, nouvellement construite, n'est qu'une dépendance du Grand-Bain, à l'extrémité duquel elle est placée. Elle contient huit cabinets avec des baignoires en zinc. C'est la seule partie de l'établissement où les baignoires ne soient pas en pierre. Un de ces cabinets renferme une douche jumelle, dite douche *écossaise*. Trois cabinets contiennent deux baignoires chacun. Cette salle a de plus deux autres cabinets à douche, sans baignoires, dans l'un desquels j'ai fait placer un appareil à bain de vapeur. Bientôt tous ces cabinets vont être pourvus de douches à haute pression. L'eau nécessaire à cette partie de l'établissement provient des réservoirs du Grand-Bain.

C'est de la Salle-Neuve que l'on descend dans les deux cabinets contenant les étuves où sont placés les bains de vapeur, laquelle est fournie par les émanations des sources du Grand-Bain, les plus chaudes de l'établissement.

Cette partie des Bains laisse beaucoup à désirer ; mais elle va bientôt recevoir de notables améliorations. C'est dans cette salle qu'on doit établir des cabinets d'inhalation.

BAIN DES CUVETTES.

Cette salle, dans laquelle on ne se baigne plus, tire son nom de deux petits bassins qui servaient autrefois de piscines aux indigents ; mais qui depuis longtemps sont supprimés. Il n'y restait plus qu'une petite fontaine dont l'eau était donnée en boisson, et administrée aussi en injections intestinales. Cette petite fontaine a été remplacée par une autre située à gauche de l'entrée du Bain ferrugineux, et dont l'eau sert aux mêmes usages qu'avant son déplacement.

La plus grande étendue du bain des Cuvettes est occupée par un réservoir couvert d'un dallage en pierre, contenant 25,000 litres d'eau provenant de deux sources, dont la température est de 46 degrés, et le produit de 32,000 litres d'eau en 24 heures. Cette eau, qui ne sert plus qu'à alimenter la petite fontaine dont je viens de parler, et les quatre baignoires du Bain des Capucins, pourra, plus tard, suffire à tous les cabinets, qui, d'après le plan général, doivent être construits dans cette partie de l'établissement.

C'est dans cette salle que j'ai fait placer les deux inscriptions romaines trouvées dans les fouilles faites aux Bains.

BAIN DES CAPUCINS.

Le nom de ce bain lui vient de ce qu'en 1685, il fut concédé au couvent des Capucins de Luxeuil. Le milieu de la salle est occupé par deux beaux bassins contigus, de forme ovale, un pour chaque sexe, pouvant contenir chacun 15 personnes. La température de ces piscines est de 36 degrés, température qui peut être augmentée à volonté dans l'un de ces bassins, par l'eau des Cuvettes, au moyen d'un conduit en plomb.

De toutes les eaux qui alimentent les piscines de l'établissement, celle du Bain des Capucins est la moins minéralisée. Aussi, les malades qui présentent une certaine irritabilité s'y trouvent-ils mieux que partout ailleurs.

Un beau parement de forme circulaire, fait en pierres

d'une seule pièce dans leur hauteur, rend cette salle une des plus jolies de l'établissement. La disposition de ce parement a permis d'établir un cabinet avec baignoire dans chaque angle de la salle. Ces quatre cabinets sont disposés de manière qu'on peut y prendre, à volonté, des bains d'eau thermale saline, provenant du réservoir de la salle des Cuvettes, ou des bains d'eau ferrugineuse, qui, au moyen d'un serpentin traversant ce même réservoir, acquiert une température de 33 à 34 degrés sans aucune altération de ses principes. Le cabinet n° 1 est muni d'un appareil à douche, et bientôt les autres en seront également pourvus.

Il y a de chaque côté de la salle deux jolies fontaines, dont l'eau ne sert qu'en boisson. L'une est alimentée par la source ferrugineuse, l'autre par celle de la salle des Cuvettes. Ce Bain est complété par deux beaux vestiaires.

Toutes les salles dont je viens de donner la description sont voûtées, spacieuses et d'une grande élévation.

NOUVEAU BAIN SPÉCIAL FERRUGINEUX.

Cette belle salle de bains, si confortable et construite avec tant de goût et d'élégance, d'après les plans de M. J. François, ingénieur en chef des mines, chargé spécialement des établissements thermaux de France, et sous l'habile direction de M. Grandmougin, architecte des Bains, renferme dix cabinets avec baignoires en pierres polies des Vosges. Les n°s 5 et 6, qui sont placés au bout de la salle, ont chacun une petite piscine ou bain de famille, ainsi qu'un vestiaire orné d'une jolie cheminée en marbre blanc. Chacune de ces petites piscines peut recevoir 3 ou 4 personnes à la fois. Le cabinet n° 10 contient deux baignoires. Les sept autres sont pourvus d'appareils à douches de toutes sortes : ainsi, sans sortir de son cabinet, on peut prendre des douches perpendiculaires, ou horizontales à un seul jet, en arrosoir, en pluie, en lames de toutes les dimensions, des douches locales, etc., depuis le jet capillaire jusqu'à celui du plus fort diamètre. Au fond de chaque baignoire, peut être adapté un appareil très-commode pour les injections vaginales. L'eau arrive par le fond de la baignoire sans perdre la moindre partie des gaz qu'elle contient. C'est à M. François que nous devons de posséder un système de balnéation aussi complet et si bien entendu.

Les baignoires et les petites piscines sont alimentées par l'eau ferro-manganifère fournie par la source du Puits-Romain, dont la thermalité est de 29 degrés 50 centigrades, et par celle du Temple de 25 degrés seulement. La première de ces sources produit 45,000 litres d'eau en 24 heures, et la seconde n'en fournit que 9,000. Cette dernière eau, qui n'est pas aussi minéralisée que celle du Puits-Romain, contient cependant un peu plus d'oxyde ferrique. La température à laquelle l'eau arrive dans les baignoires est de 28 degrés, chaleur suffisante pour un assez grand nombre de cas auxquels on l'applique ; mais qui peut être modifiée, au besoin, par l'addition d'une petite quantité de l'eau du Grand-Bain.

Tous les cabinets sont asphaltés, ainsi que l'intérieur de la salle ; celle-ci est ornée de siéges et de glaces placées sur des consoles en pierre sculptées avec goût, le tout disposé de manière à lui donner l'apparence d'un élégant salon. Deux jolies fontaines se trouvent à l'entrée, l'une fournissant de l'eau ferrugineuse, l'autre de l'eau des Cuvettes.

Au-dessus de la croisée percée sur l'axe longitudinal, une inscription en lettres dorées, sur une plaque en marbre noir, rappelle l'époque de la construction de ce Bain, et l'auguste visite faite par l'Empereur Napoléon III, le 7 juillet 1856, ainsi que la bénédiction des sources par Son Éminence le cardinal Mathieu, Archevêque de Besançon.

Sur les parties latérales de ce Bain, se trouvent deux petites cours où sont des cabinets de douches ascendantes et le chauffoir du linge pour le service de cette portion de l'établissement.

M. le docteur Mêlier, inspecteur général des établissements sanitaires de France, si vigilant pour tout ce qui concerne la santé publique, a tout de suite compris que l'affluence des malades vers ce Bain spécial le rendrait bientôt insuffisant. Aussi, dans les demandes qu'il a adressées à l'administration supérieure, pour les améliorations à apporter à l'établissement thermal de Luxeuil, a-t-il proposé l'agrandissement du Bain ferrugineux.

FONTAINE D'HYGIE.

La *Fontaine Savonneuse*, ou d'*Hygie*, est placée dans le jardin, à l'ouest, derrière le Grand-Bain. Sa source donne un produit de 8,640 litres d'eau par jour, qui coule continuellement dans une coquille en marbre, d'où le trop plein est reçu dans un réservoir d'une capacité de 18,000 litres, établi sous un talus, où on la laisse refroidir, comme je l'ai dit plus haut, pour le service des baignoires du Bain-Gradué et du Bain des Fleurs. C'est l'eau la moins chaude et la moins minéralisée de l'établissement, et dont il est fait un grand usage en boisson.

Le nom d'*eau savonneuse* lui vient de son onctuosité et de la propriété qu'elle a de bien nettoyer le linge, propriété qu'elle doit à la présence d'une petite quantité de soude caustique. Quant à celui de *Fontaine d'Hygie*, elle le doit à la croyance où l'on est à Luxeuil, qu'un temple dédié à cette déesse de la santé, avait été érigé en cet endroit, sous la domination romaine ; mais toutes mes recherches à cet égard me font penser que cette croyance n'est pas fondée.

Dans la cour, devant le Bain des Cuvettes, se trouve une petite source à laquelle on descend par quatre marches. On lui a donné le nom de *Fontaine des Yeux*, parce que la tradition populaire accorde à son eau de merveilleuses propriétés pour les différentes affections des organes de la vue. Braconnot ne l'ayant pas comprise dans son analyse, j'ai voulu m'assurer si elle contenait quelques substances particulières : les divers réactifs auxquels je l'ai soumise m'ont démontré que ses principes minéralisateurs ne diffèrent pas de ceux des autres sources, et que leur quantité par litre est tout à fait la même que celle contenue dans l'eau du Bain des Capucins, dont elle est peut-être une émanation. Elle ne fournit que 720 litres par jour ; c'est trop peu pour lui donner une autre application que celle qui lui est assurée par son immémoriale réputation. Elle devient intermittente dans les temps d'orage, et toutes les quatre ou cinq minutes cette eau cesse de couler pendant deux ou trois secondes. Comme cette petite fontaine est très-mal placée, on va la rapprocher du bâtiment. Sa température est de 36 degrés.

Enfin, une deuxième petite fontaine, qui depuis long-temps a cessé de couler, est aussi dans la cour à l'angle du salon d'attente. Une espèce de mouche du genre *apiaire*, qui aime à se nicher dans le massif du pavé qui l'entoure, lui a fait donner le nom de *Fontaine des Abeilles*. Son eau, dont je ne connais aucune analyse, avait, dit-on, un goût amère très-prononcé, et les guérisons presque miraculeuses qu'on lui attribuait l'avait mise en grande réputation. On rapporte que, en 1719, une épidémie de dyssenterie, que rien ne pouvait arrêter, désolait la ville et les campagnes environnantes ; mais des malades ayant bu de cette eau furent promptement guéris. Dès lors, l'affluence des buveurs devint si grande qu'on fut obligé d'appeler des troupes de la garnison la plus voisine pour maintenir l'ordre.

En résumé, l'établissement thermal de Luxeuil possède : 5 piscines où l'on baigne en commun ; 58 baignoires ren-fermées dans des cabinets ; 1 étuve et 2 appareils pour bains de vapeur ; 23 douches descendantes ou horizon-tales ; 3 douches ascendantes ; 10 douches vaginales et 1 douche écossaise ; ce qui permet d'y recevoir plus de 400 malades par jour, et, si une plus grande affluence de bai-gneurs l'exigeait, nos ressources pourraient être aisément augmentées. Le personnel y est assez nombreux pour que le service se fasse avec promptitude et facilité. Des chaises à porteurs sont à la disposition des malades.

On reprochait, avec raison, aux Bains de Luxeuil d'être entourés d'une trop grande quantité d'arbres, dont la hauteur et le feuillage épais entretenaient une constante

humidité du sol et une trop grande fraîcheur, en empê-
chant la libre circulation de l'air et des rayons du soleil.
Aussi, le jardin était-il presque abandonné par les malades, qui n'osaient s'y promener, excepté dans les jours
de grande chaleur. Ces considérations hygiéniques me
firent réclamer de l'administration supérieure l'abattage des
arbres les plus rapprochés de l'établissement et de ceux
de l'allée du fond du jardin, qui, en contribuant à entretenir l'humidité, empêchaient aussi de découvrir le
beau paysage qu'offrent des bois et des terrains agréable-
ment accidentés placés à l'horizon. Ces arbres ont donc été
enlevés, ce qui va permettre de tracer un jardin anglais
très-bien aéré. Lorsque l'adjonction de la prairie située
derrière en aura doublé l'étendue, le tout formera un joli
parc, dans lequel se trouveront des parterres, des pièces
d'eau, de belles allées, offrant de charmantes promenades
aux malades qui ne peuvent en aller chercher de plus
éloignées.

ANALYSE QUALITATIVE

ET QUANTITATIVE

DES EAUX MINÉRO-THERMALES DE LUXEUIL.

Avant la dernière analyse des eaux thermales de Luxeuil
par Braconnot, plusieurs savants s'étaient occupés des
propriétés chimiques de ces eaux, et avaient entrevu leur
véritable constitution. Vauquelin avait déterminé la quantité des principes minéralisateurs de l'eau du Grand-Bain,
dont une certaine quantité lui avait été envoyée à Paris.
C'est la seule qu'il ait analysée : son analyse est consignée
dans le XVe volume du *Journal universel des sciences médicales*.

M. Levrey, pharmacien à Lure, a fait aussi une analyse
de nos eaux, qui a beaucoup d'analogie avec celle de Vauquelin. Pierson, pharmacien à Epinal, y avait découvert la
présence du carbonate de soude, un peu de magnésie, de
la terre calcaire et de la silice. En 1823, Longchamp publia, dans le LXIIe volume des *Annales de chimie et de physique*, le résultat analytique de l'eau de la source ferrugineuse, mêlée alors avec beaucoup d'eau étrangère. Mais
la plus complète et la plus récente est celle de Braconnot, de Nancy, faite en 1838. Malheureusement ce beau

travail s'est fait sur des eaux envoyées à Nancy, et cette analyse, ainsi que celles qui l'avaient précédées, n'ayant pas été effectuée sur les lieux, laisse, j'en suis certain, beaucoup à désirer ; car on verra plus loin, que j'ai trouvé l'*iode* dans l'eau du Bain des Dames, et l'*acide arsenieux* dans celle de la source ferrugineuse. Aussi, ai-je sollicité près de l'autorité supérieure pour qu'une analyse fût faite sur place, par un habile chimiste, habitué à ce genre d'opérations.

Les bornes que je me suis imposées ne me permettent pas de rapporter les procédés analytiques du savant chimiste de Nancy, dont la mort récente laisse un grand vide dans la science. Je me contenterai donc d'en donner le résumé qui suffira, j'espère, à ceux de mes lecteurs qui ne s'occupent pas exclusivement de ce genre de travail. Les médecins et autres savants qui désireraient avoir une entière connaissance de cette analyse, peuvent consulter les *Annales de physique et de chimie*, 1re série, t. XVIII.

Le tableau synoptique suivant présente les proportions exactes, d'après Braconnot, des substances contenues dans 1,000 grammes d'eau de chacune des sources thermales de Luxeuil. Ce chimiste avait placé, dans ce tableau synoptique, les sources dans l'ordre où il les a analysées : j'ai pensé qu'il valait mieux les y faire figurer d'après leur plus grand degré de minéralisation.

TABLEAU SYNOPTIQUE

DES SUBSTANCES CONTENUES DANS 1,000 GRAMMES (UN LITRE) DE CHACUNE DES SOURCES THERMALES DE LUXEUIL.

N° d'ordre.	NOMS DES SOURCES.	Température centigrade.	Chlorure de sodium.	Chlorure de potassium	Sulfate de soude.	Carbonate de soude.	Carbonate de chaux.	Magnésie.	Alumine, oxide de fer, oxide de manganèse	Silice.	Matière animale.	Résidu fixe pour un litre d'eau.
1	Bains des Dames	47°	0,7707	0,0215	0,1529	0,0473	0,0600	0,0240	0,0020	0,0825	0,0040	1,1649
2	Bains des Bénédictins.	45°	0,7564	0,0200	0,1499	0,0457	0,0785	0,0031	0,0034	0,0751	0,0028	1,1549
3	Grand-Bain	56°	0,7471	0,0239	0,1468	0,0555	0,0850	0,0050	0,0035	0,0659	0,0025	1,1150
4	Source chaude du Bain-Gradué...............	47°	0,7055	0,0259	0,1442	0,0436	0,0580	0,0240	0,0020	0,0805	0,0030	1,0845
5	Eau du cabinet n° 7 du Bain-Gradué (1).......	36°	0,6694	0,0220	0,1168	0,0521	0,0671	0,0028	0,0022	0,0622	0,0025	0,9771
6	Source moins chaude du Bain-Gradué..........	56°	0,6376	0,0211	0,1224	0,0391	0,0571	0,0029	0,0019	0,0771	0,0024	0,9616
7	Bain des Cuvettes.	46°	0,5797	0,0152	0,1145	0,0282	0,0660	0,0020	0,0030	0,0504	0,0022	0,8612
8	Bain des Capucins	59°	0,3754	0,0012	0,0795	0,0160	0,0451	0,0017	0,0018	0,0450	0,0024	0,5681
9	Eau Savonneuse...........	30°	0,1098	0,0030	0,0979	0,0050	0,0340	Traces.	0,0004	0,0250	Traces.	0,2751

De plusieurs sources thermales de Luxeuil, surtout de celle du Bain des Dames, se dégage continuellement une quantité considérable de gaz azote pur, dont Braconnot explique la formation d'après les considérations suivantes :

« On sait que les nuages qui se rassemblent de préférence autour des sommets les plus élevés y déposent de la pluie, dont une partie s'assemble à leur surface pour former des ruisseaux, tandis qu'une autre partie de cette eau filtre à travers les fissures des montagnes et pénètre quelquefois à une profondeur extrêmement considérable, où elle est échauffée par la chaleur que l'on suppose croissante avec la profondeur. Arrivée au réservoir où s'opère la minéralisation, elle se sature des substances qui sont en contact avec elle, et comme parmi ces substances se trouve du protoxyde de fer, puisque nous avons reconnu que toutes les eaux de Luxeuil en contiennent une petite quantité, celui-ci s'empare de l'oxygène que cette eau retient en dissolution ; d'où il résulte que l'azote seul, qu'elle retenait aussi, s'en sépare sous forme de bulles plus ou moins grosses, à mesure que l'eau approche de la source et que la pression diminue. »

Quelques chimistes pensent que cet azote pur provient de l'air atmosphérique, dont l'oxygène a été absorbé par les corps organiques végétaux et animaux qui vivent dans les eaux ; mais on voit que Braconnot attribue le dégagement du gaz azote pur de nos sources, à son contact avec un oxyde de fer. Les conditions de la production de ce gaz existent évidemment, comme le prouve ce qui suit :

En 1822, époque à laquelle le réservoir du trop plein de la fontaine d'Hygie était en construction, on mit à découvert, au milieu d'un banc de grès, une mine de fer qui se présentait sous différents aspects. Des échantillons de ce minerai furent remis à Braconnot qui en fit l'analyse, et trouva que cette mine de fer contenait sur 100 parties :

Eau.	10,00
Silice	14,22
Baryte (traces)	0,04
Peroxyde de fer	69,44
— de manganèse	5,33
Phosphate d'alumine	1,00
	100,00

Toutes les eaux de Luxeuil déposent sur les parois intérieures des piscines et des baignoires en pierre une substance noirâtre, onctueuse, d'autant plus abondante que l'eau est plus minéralisée. Ainsi, le Bain des Dames en est plus chargé que celui des Bénédictins ; celui-ci plus que le Grand-Bain, et ainsi de suite. Celui de la Source Gélatineuse fait exception : son eau est moins minéralisée que celles du Bain des Dames et du Bain des Bénédictins, et cependant ce dépôt est d'une couleur plus foncée et contient aussi plus de manganèse. Je donnerai plus loin la composition chimique de ce dépôt comparativement à celle de nos trois principales sources, d'après l'analyse de M. O. Henry, fils. Voici celle que Braconnot nous a donnée du dépôt du Bain des Dames, qui n'a porté que sur *deux grammes* de cette substance :

Sable quartzeux	1,00
Baryte	0,09
Oxyde de fer	0,13
Peroxyde de manganèse	0,70
Alumine	0,08
	2,00

Ce chimiste pense que le peroxyde de manganèse com-
biné avec la baryte, charié par les eaux de Luxeuil, indique leur passage à travers une mine de ce métal. Ce que
je dirai plus loin, en parlant des analyses de M. O. Henry,
viendra corroborer cette opinion.

J'ai fait des recherches qualitatives sur les eaux et les
dépôts de toutes nos sources, en les soumettant à l'action
d'un grand nombre de réactifs, y compris ceux employés
par Braconnot; je me suis convaincu que les principes
minéralisateurs qui les constituent sont les mêmes, mais
dans des proportions différentes.

A l'époque où Braconnot examina les eaux de Luxeuil,
les chimistes ne soupçonnaient pas la présence de l'arsenic
dans les eaux minérales, qu'on a découvert depuis dans
quelques-unes, surtout dans celles qui contiennent le fer.
Dès que ce fait vint à ma connaissance, je m'empressai
d'examiner si nos eaux contenaient ce métalloïde. N'ayant
point l'appareil de Marsh à ma disposition, je fus obligé
d'y suppléer par un procédé analytique moins parfait, que
je crois devoir ne pas indiquer. Mes recherches me laissèrent dans le doute relativement à nos eaux salines, dans
lesquelles cependant je crois en avoir trouvé de légères
traces: Mais il n'en fut pas ainsi de notre eau ferrugineuse,
dont le dépôt m'offrit cette substance, à laquelle je crus
pouvoir attribuer une partie des heureux résultats que
j'obtenais.

En 1849, M. le Ministre de l'Agriculture et du Commerce
demanda à tous les médecins inspecteurs, de lui adresser
les résidus de 50 litres d'eau de chacune des sources des
établissements dont ils étaient chargés. Ces résidus devaient être soumis à l'examen de l'Académie de médecine

dans le dessein de s'assurer quelles étaient celles de ces sources qui contenaient de l'arsenic. A cette occasion, je répétai mes expériences avec le même succès, et j'envoyai un mémoire à ce sujet, avec les résidus demandés. C'est sur cette collection de résidus, que M. le professeur Chevalier a fait son intéressant travail sur la présence de l'arsenic dans quelques-unes des eaux minérales de France. Ce savant chimiste présenta le résultat de ses investigations à l'Académie de médecine, sous forme d'un tableau où se voient des tubes en verre renfermant des anneaux miroitant d'une apparence métallique, qui indique la quantité des principes arsénicaux qu'a fournie chacun des résidus sur lesquels il a expérimenté. Quelques-unes des sources de Luxeuil figurent sur ce tableau, surtout celle de la fontaine ferrugineuse.

Enfin, désirant connaître la quantité exacte d'arsenic contenue dans notre nouvelle eau ferrugineuse, j'en envoyai vingt litres avec une certaine portion de son dépôt, à Braconnot, qui voulut bien l'examiner. Le résultat qu'il obtint, comparé avec celui de l'ancienne analyse, présente une assez grande différence, ainsi qu'on peut le voir en jetant les yeux sur l'une et l'autre analyse :

ANCIENNE ANALYSE.		NOUVELLE ANALYSE.	
	Par litre.		Par litre.
1° Chlorure de sodium.	0,0514	1° Chlorure de sodium.	0,2579
2° Chlorure de potassium	0,0074	2° Chlorure de potassium.	0,0021
3° Sulfate de soude...	0,0338	3° Sulfate de soude...	0,0700
4° Carbonate de chaux.	0,1056	4° Oxyde de manganèse.	0,0220
5° Silice	0,0294	5° Carbonate de chaux.	0,0350
6° Crénate et apocrénate de fer.. ...		6° Sulfate de chaux...	0,0050
		7° Magnésie	0,0070
7° Alumine..........	0,0285	8° Matière azotée.....	0,0100
8° Oxyde de manganèse...........		9° Silice et alumine...	0,0080
		10° Oxyde de fer......	
9° Magnésie.........	0,0075	11° Phosphate de fer..	0,0270
10° Carbonate de potasse.	0,0070	12° Arséniate de fer....	
11° Matière organique..	»		
Total.....	0,2706	Total.....	0,4440

On voit par cette nouvelle analyse que l'eau ferrugineuse de Luxeuil, ramenée à sa pureté originelle et dégagée de tout mélange, est beaucoup plus minéralisée que l'ancienne, qu'elle contient aussi quelques substances qu'on n'avait pas trouvées dans la première, parce qu'on ne soupçonnait pas qu'elles y existassent, surtout l'arséniate de fer, dont la quantité qui s'y trouve en suspension n'est pas assez considérable pour faire craindre que l'administration de cette eau, soit en bain, soit en boisson, puisse jamais être dangereuse ; mais qui au contraire peut nous fournir, dans beaucoup de cas, un puissant modificateur.

Il paraît qu'au moment où l'eau sort de la source, le fer qu'elle tient en dissolution s'y trouve dans un état inférieur d'oxydation, mais qu'il passe bientôt, par le contact de

l'oxygène de l'air, à l'état de sesquioxyde, qui, en se pré-
cipitant, entraîne les acides phosphorique et arsénique qui
s'y trouvent. Cette précipitation a tant de disposition à se
manifester, qu'elle a lieu, pendant le transport, presque
complétement, en larges flocons, même dans des bouteilles
bien bouchées.

Au contraire, l'oxyde de manganèse y est retenu avec
beaucoup plus de force, ainsi que Braconnot s'en est
assuré par l'expérience suivante : — Quatre litres de cette
eau ferro-manganifère séparée de son dépôt, et ne donnant
plus avec les réactifs aucun indice de la présence du fer,
ont été mélangés avec un excès d'eau de chaux. Il s'est
rassemblé un précipité d'une couleur fauve ; recueilli, desséché et chauffé au rouge, il a été mis en ébullition avec
de l'acide acétique, qui a dissous de la chaux, une petite
quantité de magnésie et d'oxyde de manganèse, et a laissé
pour résidu insoluble une quantité notable de ce dernier
oxyde, lequel, dissous dans l'acide chlorhydrique, a produit un dégagement abondant de chlore et a fourni, par
l'évaporation, du chlorure de manganèse retenant à peine
des traces de fer : ce qui fait soupçonner à ce chimiste que
le manganèse pourrait bien être retenu en dissolution dans
cette eau par l'acide sulfurique.

Braconnot a aussi analysé le dépôt ocreux que je lui
avais envoyé : il n'y a point trouvé les deux acides organiques azotés, désignés par Berzélius sous les noms d'a-
cides crénique et apocrénique, que cependant il y avait
trouvés dans la première analyse. Aussi, ce consciencieux
et savant analyste est-il arrivé à exprimer le désir de voir
l'acide de Berzélius soumis à un nouvel examen, avant de
l'admettre comme acide particulier. Je n'entrerai point dans

le détail des procédés très-intéressants de son travail, dont il suffit de donner le résultat.

ANALYSE DU DÉPOT DE LA NOUVELLE EAU FERRUGINEUSE.

Oxyde ferrique......................	52,288
Phosphate ferrique..................	19,940
Arséniate ferrique..................	2,772
Matière azotée, quantité indéterminée....	»
Carbonate de chaux...	
Oxyde de manganèse.................	»
Cuivre.............................	
Matières terreuses étrangères..........	25,000
Total..........	100,000

Il reste donc prouvé par ce qui précède, que cette nouvelle eau, qui contient le phosphate et l'arséniate de fer, tient aussi en suspension une quantité notable de manganèse, substance à laquelle les praticiens attachent une si grande importance, lorsqu'il s'agit d'apporter du soulagement aux organisations débilitées. Ils savent que le fer et le manganèse régénèrent le sang, lui donnent de la plasticité.

C'est au sortir de la source qu'il convient le mieux de faire usage de cette eau en boisson, parce que le transport dérange la combinaison de ses éléments. On peut cependant en faire profiter les malades qui sont dans l'impossibilité d'être transportés sur les lieux : c'est en rendant cette eau gazeuse au moyen de l'acide carbonique, qui en retient le principe ferrique en suspension. J'ai constaté que de l'eau ainsi préparée par M. Dejean, pharmacien à Luxeuil, avait, au bout de plus de six mois, conservé toutes ses propriétés, et qu'elle était tout aussi sensible à l'action des réactifs que le premier jour.

Les eaux chlorurées de l'établissement thermal de Luxeuil sont d'une grande limpidité, onctueuses au toucher, sans odeur, agréables à boire, ayant un goût légèrement salé que tout le monde cependant ne peut pas y reconnaître. L'analyse démontre, comme nous l'avons vu, que l'eau de toutes les sources contient les mêmes principes minéralisateurs, mais dans des proportions différentes. Toutes aussi renferment un principe ammoniacal, qui se trouve dans beaucoup d'autres sources thermales, désigné sous le nom de *glairine, zoogène, substance pseudo-organique, matière bitumineuse;* ou selon les localités, *barégine, plombiérine,* etc., que l'on considère généralement comme étant le produit de réactions chimiques. Je suis de l'avis de Braconnot, qui était persuadé que cette production est le résultat de l'organisme, et il pensait que lorsqu'elle sera mieux connue, elle pourra constituer un ou plusieurs genres plus ou moins analogues à ceux qui ne croissent nulle autre part que dans les thermes, comme plusieurs espèces d'oscillaires ou de trémelles, qui sont douces ou glaireuses au toucher. A la vérité, ces dernières sont ordinairement d'un beau vert, ce qui ne peut être dû qu'au contact immédiat de la lumière, tandis que la production animalisée, qui se développe à l'obscurité dans les thermes de Luxeuil, doit nécessairement être privée de cette couleur.

Braconnot n'a porté son attention, pour reconnaître l'origine de cette matière organique, que sur le sédiment retenu en suspension dans l'eau de la source chaude du Bain-Gradué, et déposé au fond des bouteilles qui contenaient cette eau. Il avait reconnu que cette production, d'apparence muqueuse et d'un blanc fauve, étant immergée dans un peu d'eau, se présente sous la forme de petits grumeaux souvent ramifiés, à la manière de certaines espèces de la famille des algues, perdant, comme celles-ci, son aspect muqueux par la dessiccation, et la recouvrant par l'humectation. Examinée au microscope, cette matière organique lui parut entièrement pénétrée d'une multitude innombrable de globules immobiles ayant la plus parfaite transparence. Cette matière muqueuse était entourée de plusieurs autres globules, transparents aussi, doués d'un mouvement très-rapide. C'était des infusoires, particulièrement des paramécies et des navicules. Cette matière muqueuse distillée dans une petite cornue de verre, fournit une huile empyreumatique et un produit aqueux ammoniacal qui rappelait fortement au bleu le papier rougi par le tournesol.

Toutes les fois que j'ai fait réduire par le feu une eau quelconque de mes sources, pour les différentes recherches auxquelles je me suis livré, j'ai toujours remarqué que, vers la fin de l'opération, le résidu répandait une odeur ammoniacale très-prononcée, qui annonçait la présence de matières organiques. Cela me porta à répéter l'expérience de Braconnot sur l'eau de chacune de mes sources.

Ayant donc laissé séjourner de l'eau dans des bouteilles bien bouchées et aussi transparentes que je pus me les procurer, je ne tardai pas à voir s'y former de petits dépôts, qui, examinés au microscope, me présentèrent la matière muqueuse en question contenant des animalcules infusoires, qui me parurent être des monades et des rotifères. Je remarquai aussi les points transparents que Braconnot avait reconnus pour être du quartz roulé microscopique. Toutes les eaux différaient peu sous le rapport des animalcules qu'elles contenaient; mais les points transparents n'étaient pas aussi nombreux dans l'eau des Capucins et des Cuvettes que dans celle des autres sources.

Des recherches que j'avais faites sur les dépôts recueillis dans nos réservoirs, me prouvaient qu'ils étaient plus riches en manganèse que ne le démontrait l'analyse de Braconnot, remontant déjà à plus de trente ans, et qui n'avait été faite que sur une très-petite quantité (deux grammes), d'un seul de ces dépôts. C'est pourquoi, désirant être définitivement fixé sur la véritable composition des dépôts de nos sources principales, je priai M. le docteur Ossian Henry, chef adjoint des travaux chimiques de l'Académie de Médecine, de vouloir bien analyser les dépôts de nos deux sources salines les plus minéralisées, celles du Bain des Dames et du Grand-Bain, ainsi que le dépôt de l'eau gélatineuse, et enfin celui de notre nouvelle eau ferrugineuse.

Comme pour le travail de Braconnot et pour les mêmes raisons, je m'abstiendrai d'indiquer les procédés suivis par M. Henry; je donne seulement les résultats des intéressantes analyses de mon honorable confrère, auquel je me plais à offrir ici mes sentiments de gratitude pour l'empressement qu'il a bien voulu mettre à satisfaire à ma demande.

1° Dépôt du Bain des Dames.

Ce dépôt est une matière pulvérante d'un brun légèrement pourpré, plus lourd que l'eau, tombant au fond des vases où elle est contenue et laissant au liquide qui la surnage, toute sa limpidité primitive. Son analyse a fourni :

Silice. 4,144
Sexquioxyde de manganèse. 61,638
—   de fer. 1,036
Sulfate de baryte. . . . . indices.
Silicate de manganèse et de baryte. 32,100
Matière organique ou acide crénique. 1,082
Arsenic. . . . . traces.

Total. 100,000

2° Dépôt du Grand-Bain.

Ce dépôt à l'état sec est d'un brun rouge, et tire un peu
sur le violet quand il est suspendu dans l'eau, au fond de
laquelle il tombe par le repos. Il se comporte avec les réactifs de la même manière que le dépôt du Bain des Dames.
Il est composé de :

Silice. 21,461
Sesquioxyde de manganèse. 32,671
—   de fer. 0,916
Sulfate de baryte. . . . . indices.
Silicate de manganèse et de baryte. 44,952
Acide crénique. . . . . traces.
Arsenic. . . . . traces.

Total. 100,000

3° Dépôt de la Source Gélatineuse.

Il se présente sous la forme d'une poudre noire plus
lourde que l'eau. Desséché, il est d'un noir très-foncé,
sans odeur ni saveur. On obtient des réactions indiquant
clairement son analogie avec les deux dépôts précédents.
Il est formé de :

Silice...	6,721
Sesquioxyde de manganèse.....................	81,923
— de fer...........................	0,992
Sulfate de baryte..............................	indices.
Silicate de manganèse et de baryte............	9,344
Acide crénique................................	1,020
Arsenic.......................................	traces.
Total.....	100,000

On voit que les dépôts de ces trois sources ont entre eux la plus grande analogie, et qu'ils présentent une énorme quantité de manganèse, tant à l'état de sexquioxyde qu'à celui de silicate. La baryte à ce dernier état y figure aussi d'une manière notable. Quelle est la raison de la présence d'une aussi grande masse de ces principes minéralisateurs? C'est ce qu'il est difficile d'expliquer. Les géologues de nos jours admettent que la minéralité des eaux est due à la nature des terrains qu'elles traversent. Les anciens ont eu la même opinion, car nous lisons dans Pline : *tales sunt aquæ, qualis terra per quam fluunt* (Hist. nat., lib. XXXI, lect. 290). Mais leurs théories, toutes rationnelles qu'elles paraissent, ne reposent sur aucune preuve. Pour ce qui nous concerne, il faut supposer que celles de nos eaux qui charient cette grande quantité de manganèse et de baryte, doivent avoir été en contact avec un minerai contenant ces substances, et cependant on n'en connaît point dans les environs. La mine la plus rapprochée se trouve à l'extrémité du département, près de Gy, à plus de 80 kilomètres de Luxeuil. Comme son minerai contient principalement les principes en question, je crois devoir en présenter l'analyse que je trouve consignée dans le travail que m'a remis M. O. Henry, laquelle analyse est due à M. Ebelmen.

Ce chimiste distingue deux variétés de ce minerai, l'un fibreux et l'autre compacte, dont voici la composition :

	Partie fibreuse.	Partie compacte.
Eau	1,67	2,65
Oxygène	14,18	13,74
Protoxyde de manganèse	70,60	68,30
Peroxyde de fer	0,77	1,90
Baryte	6,55	6,60
Potasse	4,05	3,98
Magnésie	1,05	0,97
Silice	0,60	0,27
Total	99,47	98,44

Malgré l'éloignement de cette mine du point d'émergence des sources de Luxeuil, ne serait-il pas possible qu'elles lui dussent leurs propriétés chimiques? C'est un problème dont la science nous présentera peut-être bientôt la solution.

Il existe bien aussi une mine de manganèse près de Saint-Dié, dans les Vosges; mais elle est encore très-éloignée de Luxeuil, et d'après Vauquelin, qui l'a analysée, il ne s'y trouve point de baryte. Ce n'est donc pas de là que provient la minéralisation de nos eaux (1).

Quant au dépôt de la source ferrugineuse, il offre des caractères bien différents de ceux des trois sources dont nous venons de parler : sa couleur est d'un jaune d'ocre ; il semble formé d'une substance muqueuse qui surnage d'abord au-dessus de l'eau qui la fournit, au fond de la-

(1) Sans aller chercher au loin l'origine de l'énorme quantité de manganèse, et même de baryte, que contiennent les eaux de Luxeuil, d'après les analyses de M. O. Henry, ne pourrait-on pas l'expliquer par le voisinage de la mine de fer dont on a trouvé des échantillons dans le jardin des Bains de Luxeuil, en 1822, lors du travail fait à la fontaine d'Hygie ?

quelle il finit par se précipiter. Voici la composition de ce dépôt ocreux :

4° Dépôt de l'Eau Ferrugineuse.

Silice.. 15,625
Sesquioxyde de manganèse.................... 0,563
—   de fer........................... 61,055
Dépôt micacé................................ 10,125
Sulfate de baryte........................... indices.
Silicate de manganèse et de baryte..... 12,632
Arsenic.................................... quantité notable.
Cuivre..................................... traces.

Total..... 100,000

Le travail de M. O. Henry, comme celui de Braconnot, nous prouve combien la composition des dépôts de nos eaux salines diffère de celle du dépôt ferrugineux : tandis que le manganèse est très-abondant dans les premiers et que le fer n'y paraît qu'en très-minime proportion, dans celui-ci, au contraire, l'inverse a lieu, et c'est le manganèse qui s'y trouve à peine.

Il se présente aussi une circonstance très-digne de remarque, relativement aux qualités chimiques de l'eau des quatre sources dont nous venons d'examiner les dépôts ; c'est que les eaux salines qui déposent une aussi énorme quantité de manganèse n'en retiennent qu'une très-faible partie (voir le tableau synoptique) ; l'eau ferrugineuse, au contraire, retient fortement en suspension la totalité du manganèse qu'elle renferme sans en céder la moindre partie. Cette remarque, je l'avoue, laisse dans mon esprit de grands doutes sur la véritable composition de nos eaux, et malgré la science incontestable de Braconnot et la grande habitude qu'il avait des analyses, il est à craindre que, par son éloignement de Luxeuil, il ne se soit pas trouvé dans les conditions voulues pour arriver à un résultat positif de la véritable constitution de nos eaux. D'où je conclus, de nouveau, que pour arriver à une solution satisfaisante, il est de toute nécessité, qu'une bonne analyse, de chacune des sources de l'établissement, soit faite *sur place.*

On trouve dans quelques ouvrages sur les eaux minérales, des passages qui donnent à entendre que celles de Luxeuil étant peu minéralisées, et, ajoute-t-on, à peine thermales, doivent nécessairement avoir des propriétés curatives inférieures à celles qui offrent une plus grande minéralisation. Ces assertions sont loin d'être exactes, et prouvent que leurs auteurs n'ont point visité nos thermes. C'est pourquoi je crois devoir réclamer contre ces erreurs, tant dans l'intérêt de la science que dans celui de l'établissement dont l'inspection m'est confiée. D'abord, quant à la thermalité de nos eaux, elle est beaucoup trop élevée au sortir de quelques-unes des sources, pour que ces eaux puissent être immédiatement employées, et nous sommes obligé d'en faire réfrigérer une partie pour modifier celle qui est administrée en bains. Sous le rapport de leur minéralisation : elles sont plus riches en éléments constitutifs, que quelques eaux auxquelles, cependant, ces écrivains accordent, avec raison, d'importantes propriétés. Pour ne parler que des plus rapprochées de Luxeuil, celles de Bains et celles de Plombières, placées comme les nôtres aux pieds des Vosges, le tableau analytique comparatif ci-après, prouve que les eaux de Luxeuil leur sont de plus du double supérieures en minéralisation. Quelques géologues et les chimistes qui se sont occupés de l'examen des eaux de ces trois établissements pensent que, d'après leur voisinage, leur thermalité et leur analogie de composition, elles ont une origine commune, et que la différence qui existe dans la quantité de leurs principes minéralisateurs, tient à leur passage à travers les terrains qu'elles parcourent avant d'arriver à leurs points d'émergence.

Le tableau suivant présente la dernière analyse de l'eau la plus minéralisée de chacun de ces établissements.

Tableau comparatif de la minéralisation des eaux de Luxeuil, Plombières et Bains, pour un litre d'eau.

PRINCIPES CONSTITUTIFS.	LUXEUIL ANALYSE (Braconnot).	PLOMBIÈRES ANALYSE (O. Henry).	BAINS ANALYSE (Poumarède).
Chlorure de sodium.	0,7707	0,0225	0,1630
Chlorure de potassium	0,0215	0,0225	»
Sulfate de soude.	0,1529	0,0810	0,1600
Carbonate de soude.	0,0473	0,0434	»
Carbonate et silicate de potasse	»	0,0080	»
Carbonate de chaux.	0,0600	0,0410	0,0450
Magnésie.	0,0240	»	»
Alumine.	»	0,0120	»
Oxyde de fer.	0,0020	»	0,0020
Oxyde de manganèse.	»	»	»
Silice.	0,0825	0,0680	0,1210
Matière animale organique	0,0040	0,0200	petite quantité
Arsenic	traces	traces	traces
Résidu fixe.	1,1649	0,5184	0,4910

Je ne présente point ce tableau dans l'intention de prouver que les eaux de Luxeuil étant plus minéralisées que celles de Plombières et de Bains, doivent être curatives à un plus haut degré. Non, telle n'est point ma pensée. Ces trois établissements peuvent revendiquer bon nombre de guérisons remarquables, et rivaliser sous ce rapport avec les stations thermales les plus renommées. J'ai la conviction que les eaux très-minéralisées ne sont pas toujours celles dont on obtient le plus de succès ; car j'ai eu assez fréquemment à donner des soins à des malades qui n'en avaient éprouvé aucun soulagement, et qui, à la suite d'un traitement suivi à Luxeuil ont obtenu, quelques-uns, une complète guérison, d'autres une grande amélioration. Voici une courte observation, extraite des Archives des Bains, qui vient appuyer ma conviction relativement à l'efficacité de nos eaux : le docteur Dolfus, de Mulhouse, cacochyme et valétudinaire, qui avait inutilement fréquenté les eaux d'Allemagne et quelques-unes de France, recouvra la santé dans celles de Luxeuil en 1769. Ce médecin, alors en grande réputation, déclara que les eaux de Luxeuil lui paraissent préférables, dans la généralité des cas, à toutes celles qu'il a visitées, et que tous les malades qu'il y a envoyés s'en sont mieux trouvés que partout ailleurs. M. le docteur Herpin, dans un excellent travail sur les eaux minérales, émet sur cette question, l'opinion suivante :

« Plus une eau thermale est faible, c'est-à-dire, moins
» elle est chargée de principes minéralisateurs, plus son
» action dissolvante est grande, plus elle est apte, par con-
» séquent, à se charger de principes hétérogènes et morbi-
» fiques qu'elle rencontre dans son passage à travers des
» organes.

» C'est ce qui explique pourquoi les eaux thermales les » plus pures, celles qui ne contiennent presqu'aucun prin-» cipe minéralisateur produisent, néanmoins, les guérisons » les plus surprenantes et les plus inespérées (1). »

La comparaison que je viens d'établir entre les sources du groupe Vosgien, n'est relative qu'à nos eaux salines. Notre eau ferro-manganifère, tant par son abondance que par ses éléments constitutifs, n'ayant point d'analogue dans les autres établissements de l'Est de la France.

(1) Etudes médicales, scientifiques et statistiques sur les principales sources d'eaux minérales de France, d'Angleterre et d'Allemagne, par M. le docteur Herpin (de Metz), lauréat de l'Institut de France, etc., etc. Paris, 1855, p. 175.

DE LA THERMALITÉ

DES EAUX MINÉRALES.

Diverses théories ont été émises sur les causes de la thermalité des eaux minérales. Des auteurs ont prétendu que leur calorification était due à la combinaison d'un acide et d'un alcali, ou à une fermentation qui s'opérait dans le sein de la terre. Il en est qui l'attribuent à la combustion lente d'un immense amas de charbon de terre ; d'autres à la chaleur des volcans ; quelques-uns regardent le fluide électrique comme la cause calorifère des eaux thermales. Je ne m'arrêterai pas à présenter les preuves, bonnes ou mauvaises, que chacun apporte à l'appui de son idée. Il me suffit de dire que ces théories sont généralement abandonnées.

Il devient plus facile d'expliquer la thermalité des eaux minérales, depuis que les savants ont admis l'existence du *feu central* du globe. Le célèbre Laplace est celui des auteurs modernes qui en donne l'explication la plus satisfaisante. Voici ce qu'il a publié dans les *Annales de chimie et de physique* :

« Si l'on conçoit que les eaux pluviales, en pénétrant dans l'intérieur d'un plateau élevé, rencontrent dans leur mouvement une cavité de trois mille mètres de profondeur, elles la rempliront d'abord ; ensuite, acquérant à cette profondeur une chaleur de cent degrés au moins, et devenues par là plus légères, elles s'élèveront et seront remplacées par les eaux supérieures, en sorte qu'il s'établira deux courants d'eau, l'un remontant et l'autre descendant, perpétuellement entretenus par la chaleur de la terre. »

D'après les observations faites dans les mines et dans le forage des puits artésiens, il est démontré que la chaleur augmente d'un degré centigrade à mesure qu'on descend de 31 mètres et demi dans l'intérieur de la terre ; de sorte qu'à la profondeur d'à peu près trois kilomètres on atteindrait la chaleur de 100 degrés centigrades, c'est-à-dire, celle de l'eau bouillante (1).

L'origine de toutes les sources thermales salines de Luxeuil, et peut-être de celles des établissements voisins, doit être la même. Toutes ont puisé leur chaleur et leur minéralisation au même foyer. La différence de température que ces eaux présentent au sortir de la terre, provient de ce qu'elles ont traversé des couches de terrain plus ou moins épaisses, auxquelles elles ont cédé de leur calorique. On avait cru que beaucoup d'eaux minérales devaient une partie de leurs principes minéralisateurs aux substances solubles qu'elles pouvaient rencontrer dans les terrains qu'elles traversaient pour arriver à l'endroit où elles sourdent ; mais des savants distingués, au nombre desquels se trouve Berzélius, combattent cette théorie, sans cependant pouvoir en présenter une qui nous donne une idée juste des causes de leur minéralisation. Jusqu'à présent, la science a été impuissante à nous faire connaître, d'une

(1) Des expériences faites sur différents points du globe constatent qu'à une certaine profondeur on trouve une chaleur constante d'environ onze degrés centigrades, en hiver comme en été. C'est à partir du point de cette température constante, qui, dans nos climats, est à 28 mètres au-dessous du sol, que la chaleur s'accroît régulièrement, d'après le calcul d'Arago, de 1 degré quand on s'enfonce de 31 mètres et demi.

manière satisfaisante, la profondeur et la nature des couches où les eaux minérales s'emparent des principes que leur analyse nous y fait découvrir. Heureusement, la médecine pratique a peu à gagner à cette découverte, et sans elle, nous pouvons en faire une heureuse application. La connaissance de leurs propriétés médicinales nous importe donc plus que celle des causes de leur minéralisation et de leur thermalité.

APPLICATION, MODE D'ACTION

ET

PROPRIETÉS MÉDICINALES

DES

EAUX THERMALES DE LUXEUIL.

Les eaux salines de Luxeuil, plus légères que l'eau distillée, peuvent rester un grand laps de temps en contact avec l'air atmosphérique sans se troubler ni éprouver aucun travail de fermentation. Il s'en dégage une quantité notable de gaz azote pur, et elles laissent déposer par le repos, quelques principes organiques, et la plus grande partie de l'oxyde de manganèse qu'elles contiennent ; mais ses autres composants y sont fortement retenus en suspension.

Une observation constante de douze années m'a prouvé, que ces eaux possèdent des qualités précieuses pour combattre avantageusement un grand nombre d'affections chroniques, contre lesquelles d'autres modificateurs avaient été impuissants, ou au moins insuffisants. Elles peuvent être administrées sous toutes les formes : en bains, douches, bains de vapeur, boissons, etc.

Bains. —Les bains reçoivent des dénominations qui sont relatives à leur degré de température et à la sensation qu'ils font éprouver.

On appelle *bain frais*, celui dont la température est de 25 à 32 degrés centigrades ; de 32 à 35 degrés, c'est le *bain tempéré*; le *bain chaud* est de 35 à 38 degrés ; au-delà de cette dernière température, c'est le *bain très-chaud*. On conçoit que ces indications thermométriques ne sont pas absolues, et ne doivent être considérées que comme des données générales. Ainsi, il y a des malades qui trouvent trop froid un bain tempéré de 34 à 35 degrés, tandis que cette même température semble beaucoup trop chaude à certains autres. Aussi, le médecin doit-il s'en rapporter aux sensations éprouvées par ses malades, plutôt qu'à l'échelle thermométrique, et regarder comme bain trop froid, celui dans lequel le malade éprouve du frisson, et tarde trop longtemps à se réchauffer après en être sorti ; et considérer comme trop chaud, le bain qui cause de la pesanteur de tête, de la céphalalgie ; à plus forte raison lorsqu'il produit des vertiges, ou des éblouissements, surtout si ces effets persistent quelque temps après la sortie du bain. Cela dit, indiquons les différents modes d'application des eaux, leurs propriétés et leur mode d'action.

Les *bains frais* sont ceux qui font éprouver une sensation de fraîcheur, une oppression de peu de durée, suivie de la décoloration de la peau, du ralentissement de la circulation et de la diminution de l'exhalation. Au bout de quelques minutes, on éprouve un sentiment de bien-être et de force ; la sécrétion urinaire devient très-active. Ces bains produisent une sédation générale qui persiste plus ou moins longtemps après qu'on en est sorti. Leur durée doit être d'autant moins longue qu'on est plus près de la température de 25 degrés. De 30 à 32 degrés, leurs propriétés thérapeutiques ont beaucoup d'analogie avec celles des bains tempérés et ils sont appliqués à peu près dans les mêmes cas. Le choix entre ces deux espèces de bains dépend de l'idiosyncrasie des individus.

Les *bains tempérés* ont une action calmante qui doit en faire rechercher l'usage chaque fois qu'il s'agit de combattre l'exaltation du système nerveux, un trop grand érétisme de l'organisme ; enfin, toutes les fois qu'il y a exagération des propriétés vitales. C'est pourquoi ils conviennent généralement aux personnes d'un tempérament nerveux ou bilieux et d'une constitution irritable ; à celles qui présentent des troubles ou des vices de l'innervation. Il est si commun d'en obtenir d'heureux résultats dans les névroses et les névralgies, qu'on peut les signaler comme un agent essentiellement sédatif. Leur effet est de produire surtout le relâchement de la peau et des tissus sous-jacents. Comme dans les *bains frais*, l'absorption de l'eau s'y fait aisément, d'où de fréquentes et abondantes évacuations urinaires. Ces bains, essentiellement antiphlogistiques et antispasmodiques, tendent à faciliter l'exercice de toutes les fonctions. C'est dans les phlegmasies anciennes, surtout les abdominales ; dans les maladies chroniques de tous genres avec irritation ; les affections spasmodiques ; les rhumatismes musculaires et fibreux ; les contractures des muscles ; les engorgements glanduleux ; les maladies des os et des articulations ; dans les hépatites et les splénites chroniques, que les *bains tempérés* sont surtout appliqués avec succès. J'en ai retiré de très-bons effets dans les éruptions sèches accompagnées de démangeaisons, dans ces affections cutanées qui sont si souvent liées à une constitution viciée. Dans ces cas, ils assouplissent les téguments, appaisent ordinairement les irritations superficielles et modifient l'action des vaisseaux exhalants.

Les *bains chauds* et les *bains très-chauds* donnent lieu à une sensation de chaleur marquée et persistante, d'autant plus forte que le degré de température est plus élevé ; ils excitent d'une manière plus ou moins prononcée la surface de la peau, augmentent sa vitalité, qui se transmet à toute l'économie ; ils accélèrent le pouls et la respiration, déterminent de la soif, une transpiration plus ou moins abondante, surtout à la tête. Pendant leur action, l'absorption aqueuse est peu marquée ou nulle ; ils laissent après eux un affaiblissement plus prononcé que les bains tempérés. Ils conviennent dans tous les cas où il s'agit de produire une dérivation vers le système cutané, ou d'augmenter la tonicité générale, en déterminant ces réactions sans lesquelles il est difficile de parvenir à rétablir l'équilibre dans l'organisme de certains malades. C'est surtout dans les affections chroniques tenaces, dans les maladies de nature mal définies, désignées le plus ordinairement sous le nom d'engorgement des viscères ; dans les paralysies d'une certaine ancienneté ; quelques affections rhumatismales, etc., qu'on les applique avec le plus de succès. Afin d'éviter les palpitations du cœur et le mal de tête que quelques malades éprouvent par la première impression du bain, ils feront bien de ne pas s'y plonger brusquement, mais au contraire, de n'y entrer que graduellement. Au-delà de la température de 38 degrés, ces bains ne tardent pas à produire un état congestionnel de la tête, de la lourdeur, de l'embarras, etc., qui ne disparaissent que lentement. Ils demandent une grande sagesse dans leur application ; aussi, le médecin doit-il en surveiller attentivement l'action, et on ne doit y recourir que quand les bains moins chauds ont été administrés infructueusement. Si l'état congestionnel dont je viens de parler devient assez intense pour produire de la céphalalgie, il faut appliquer à la tête une éponge ou une serviette trempée dans l'eau froide. Cette application devient quelquefois nécessaire pour certains malades qui baignent à une température moins élevée. Les bains très-chauds ne doivent jamais être de longue durée : rarement doit-on les prolonger au-delà de dix à quinze minutes. C'est le mode de balnéation où l'idiosyncrasie du malade doit être le plus scrupuleusement consultée.

Bains de vapeur. — Les bains de vapeur ont une action analogue à celle produite par les bains très-chauds ; action qui est due à leur thermalité plutôt qu'aux principes minéralisateurs de l'eau dont la vapeur provient ; car, des recherches minutieuses sur cette vapeur ne m'ont jamais offert la moindre trace de ces principes.

Les phénomènes résultant de l'action de la vapeur à la température de 40 à 45 degrés, sont : d'abord, une sensation de bien-être, une chaleur douce et agréable. Après y être resté pendant quelques minutes, la respiration, sans être plus gênée, devient plus fréquente, le pouls plus plein et plus accéléré ; la peau devient un peu rouge, turgescente et se couvre d'une sueur abondante. Lorsqu'on y reste au-delà de 12 à 15 minutes, la soif se prononce. Il est rare que j'y laisse mes malades plus de 25 à 30 minutes ; car j'ai remarqué que, généralement, après ce temps, et quelquefois avant, la tête devient pesante et la céphalalgie survient. Pour éviter cette espèce de congestion vers le cerveau, il faut appliquer de l'eau froide à la tête de la manière que je viens d'indiquer en parlant des bains très-chauds.

Les bains de vapeur ont à peu près la même indication

que les bains très-chauds et les douches. Ils conviennent dans quelques affections chroniques, telles que les douleurs rhumatismales des systèmes musculaire et fibreux, dans certaines maladies des viscères abdominaux, surtout quand la peau est froide et sèche. Ils produisent de bons effets dans les dermatoses, qui présentent la forme sèche, comme l'eczéma, l'ichthyose et le psoriasis; enfin, dans tous les cas où l'on a besoin de réagir sympathiquement dans tout l'organisme, en déterminant une énergique révultion à la périphérie.

Douches. — Tout le monde sait qu'on appelle ainsi un courant continu d'une colonne d'eau qui vient frapper une partie quelconque du corps. A Luxeuil, tous les objets accessoires nécessaires à l'administration des douches, sont au grand complet, et il y a peu d'établissements où elles soient aussi bien disposées, pour répondre à toutes les indications du médecin. On y trouve, comme je l'ai déjà dit : des *douches descendantes*, *latérales*, *ascendantes*, *vaginales*, *écossaises* ; des *douches en arrosoir, en pluie, en lames*, etc., qui ont une force et des dimensions progressives, depuis le jet le plus délié jusqu'à celui de la plus forte dimension.

Les douches ont une action d'autant plus énergique que l'eau qui les fournit est d'une température plus élevée, que le jet est plus volumineux et qu'il arrive avec plus de rapidité sur la partie du corps où il est dirigé. Elles sont révulsives ou résolutives, et peuvent être administrées dans toutes les positions : les malades étant debout, assis, ou étendus sur un cadre sanglé. Les douches révulsives, qu'on appelle aussi indirectes, sont employées pour ranimer la tonicité et réveiller les fonctions de la peau, activer la circulation, ramener la chaleur ; dans toutes les circonstances, enfin, où l'économie a besoin d'éprouver un certain ébranlement. Les douches résolutives ou directes sont appliquées localement sur un organe malade pour en réveiller l'activité, comme dans certains engorgements chroniques, les tumeurs gommeuses, les périostoses, les arthrocaces, etc. L'excitation produite est éminemment résolutive, soit qu'on promène le jet sur la partie malade, comme une espèce de friction, soit en le dirigeant plus ou moins longtemps sur un seul point, de manière à y déterminer une percussion plus ou moins forte.

Ce que je viens de dire peut s'appliquer à la *douche écossaise*, qui consiste à diriger, sur certaines parties du corps, des jets alternatifs d'eau froide et d'eau chaude se succédant brusquement, et dont les effets sont stimulants, toniques et des plus énergiques. Cette espèce de douche, qui produit quelquefois des guérisons inattendues, ne peut cependant pas être supportée par toutes les organisations : quelques personnes nerveuses, très-irritables sont obligées d'y renoncer.

Certains malades, très-impressionnables, ceux surtout d'une constitution sèche, d'un tempérament essentiellement nerveux ou nervoso-bilieux, ne peuvent supporter les douches un peu fortes à un seul jet. Pour ces organisations trop délicates ou trop irritables, on doit diviser la colonne d'eau en plusieurs jets au moyen d'un bout de tuyau percé de plusieurs trous, ce qui constitue la *douche en arrosoir*, dont la colonne d'eau est plus ou moins fractionnée, selon le nombre et la dimension des trous qui lui donnent passage.

La *douche en pluie* est celle qui est extrêmement fractionnée au moyen d'un grand nombre de très-petits trous percés sur une large surface métallique, de manière à produire une projection en forme de pluie. Cette douche convient surtout dans les névropathies affectant des sujets très-impressionnables. Elle détermine sur la surface cutanée une légère excitation qui n'a rien de désagréable ni de pénible, et y produit une dérivation douce dont on obtient fréquemment de bons effets.

La *douche en lame* est reçue au moyen d'un accessoire aplati, d'où la colonne d'eau sort en nappe d'une dimension plus ou moins grande, et qui est dirigée sur les parties dont la configuration nécessite cette forme de douche, qui, souvent, ne doit porter que sur l'organe ou la partie malade.

Les douches dont je viens de parler, les bains de vapeur et les bains très-chauds doivent être scrupuleusement surveillés. On doit les proscrire chaque fois que les malades présentent de la disposition aux congestions du cerveau ou de la poitrine, qu'il existe une lésion organique du cœur, et quand les symptômes aigus des maladies n'ont pas entièrement disparu.

Dans les cas où je crois les douches un peu fortes applicables, je ne les prescris que plusieurs jours après qu'on a déjà fait usage de nos eaux en bains et en boisson. Je les fais aussi cesser quelques jours avant la fin du traitement.

La durée de la douche est subordonnée à des considérations, que le médecin seul peut apprécier. Cette durée n'est jamais moindre de cinq à six minutes, et se prolonge rarement au-delà de vingt-cinq ou trente. Il est pourtant quelques cas où les douches sont administrées pendant quarante à quarante-cinq minutes.

Lorsque la maladie pour laquelle les douches deviennent nécessaires est bien localisée, il est très-essentiel de commencer par faire tomber la colonne d'eau sur les parties situées à une certaine distance de l'organe affecté, de n'arriver que graduellement jusqu'à la partie malade, et de ne pas y exercer trop longtemps de la percussion.

Les douches ascendantes *rectales, périnéales* et *vaginales* demandent des colonnes d'eau d'un volume et d'une force beaucoup moindre que les précédentes ; elles doivent être proportionnées à la sensibilité des parties où elles sont appliquées.

Il y a aussi les petites douches à jets filiformes, capillaires, extrêmement déliés, destinées à être dirigées sur des organes d'une grande délicatesse, tels que les yeux, les oreilles, la bouche, le nez, certaines ulcérations, etc.

Les eaux peuvent encore être appliquées à l'extérieur d'une manière tout à fait locale : en *bains de siége,* en *pédiluves* et en *maniluves.* Les bains de siége sont le plus ordinairement employés contre les affections du rectum, des organes génito-urinaires, et lorsque la gêne de la respiration, ou toute autre circonstance, ne permet pas aux malades de prendre des bains entiers. Alors les bains de siége, à une température élevée, peuvent remplacer les bains chauds entiers, et produire, comme ceux-ci, une révulsion énergique. Quant aux pédiluves et aux maniluves, ils deviennent quelquefois nécessaires comme auxiliaires des autres modes de balnéation. Les bains de pieds surtout sont utilement employés, comme dérivatifs, contre certaines céphalalgies, les épistaxis, les légères hémoptysies, et autres accidents dont le siége est la partie supérieure du corps. Ils sont quelquefois très-utiles dans les cas de dysménorrhée ou d'aménorrhée, en déterminant l'afflux des liquides vers les parties inférieures.

Boissons. — Prises en boisson, les eaux salines de Luxeuil sont d'une digestion prompte et facile, toutes les fois que la muqueuse de l'estomac n'est pas le siége d'une inflammation ; c'est dire qu'il faut en être très-sobre, ou s'en abstenir entièrement, dans toutes les irritations un peu vives de cet organe. Les principes qu'elles tiennent en suspension leur donnent des propriétés toniques et fortifiantes qui corrigent l'action débilitante qui pourrait résulter de leur thermalité. L'ingestion de ces eaux augmente la sécrétion de la muqueuse gastro-intestinale, le fluide biliaire et pancréatique, détermine le mouvement péristaltique des intestins et procure assez ordinairement des évacuations faciles. Quelquefois aussi elles produisent de la constipation, en augmentant les fonctions absorbantes du tube intestinal ; mais généralement cette constipation est de peu de durée. Si elle ne cède pas promptement, de simples injections intestinales la font ordinairement bientôt disparaître. Si elle persiste, on peut boire, en deux petites doses, un verre d'eau de la fontaine d'Hygie ou des Cuvettes, dans lequel on fait dissoudre 15 ou 20 grammes de sulfate de magnésie.

Généralement, on doit commencer par boire de l'eau de la Fontaine Savonneuse, comme étant la moins minéralisée, puis de celle des Cuvettes, et enfin de l'eau du Bain-des-Dames, c'est-à-dire, de la plus minéralisée. Si l'eau ingérée est tolérée par l'estomac et provoque bien la sécrétion urinaire, on peut en augmenter progressivement la quantité, sans cependant dépasser le nombre de sept à huit verres, en mettant un intervalle de dix à douze minutes entre chacun. Quelques malades la digèrent avec tant de facilité qu'ils peuvent, sans inconvénient, en porter la dose jusqu'à dix ou douze verres. Il en est d'autres qui éprouvent de la répugnance à la boire pure : on peut alors la mélanger avec du lait, de l'eau de veau, une décoction d'orge, une infusion de tilleul, de fleurs pectorales, etc., édulcorée avec un sirop ou du sucre. Dans tous les cas, il faut autant que possible, la prendre au sortir de la source, afin d'en ingérer les principes volatils. Enfin, il y a des malades qui ne peuvent en faire usage, soit par dégoût, soit parce que l'estomac ne la digère pas bien ; il ne faut pas alors insister, et l'on doit se contenter d'en faire absorber par la peau dans les bains.

Si l'état actuel de la science n'a pas encore pu donner une explication complétement satisfaisante du mode d'action des agents thérapeutiques en général, nous sommes obligé d'avouer que la même obscurité couvre aussi la manière d'agir des eaux minérales, et qu'il y aurait de la témérité à prétendre donner une théorie approfondie de leur mode d'action. Cependant, la physiologie peut nous aider à porter la lumière, jusqu'à un certain point, dans cette difficile question.

Les eaux minérales, par leur thermalité, par les gaz et les principes qu'elles contiennent, administrées en boisson, en bains, en douches et bains de vapeur, étant par conséquent mises en contact avec les deux larges surfaces de la peau et des membranes muqueuses, doivent nécessairement avoir une action quelconque sur l'organisme et y apporter certaines modifications.

Introduite dans l'estomac ou administrée en bains à une température modérée, l'eau chlorurée de Luxeuil est facilement absorbée par la peau ou la membrane muqueuse des voies digestives; elle agit alors comme émolliente, antiphlogistique, dissolvante et résolutive. Le système absorbant s'en étant emparé, la fait passer dans le sang avec tous les principes dont elle est le véhicule, et circulant avec lui, après l'avoir délayé, fluidifié, elle parvient dans les parties les plus déliées, dans les plus fines ramifications des vaisseaux qui entrent dans la composition des organes, y dissout les substances étrangères et nuisibles dont la présence entrave ou suspend les fonctions normales.

L'eau, après avoir ainsi pénétré les différents tissus de l'économie, est reprise par les organes excréteurs, et rejetée au dehors par tous les émonctoires naturels, en entraînant avec elle les principes morbides, les productions altérées ou viciées dont elle s'est chargée dans son parcours à travers les organes; ceux-ci se trouvant débarrassés et pour ainsi dire purgés, entrent alors dans des conditions plus favorables au recouvrement de l'équilibre des fonctions, d'où résulte l'harmonie sans laquelle la santé ne peut se rétablir.

Administrée en bains à une température plus élevée, c'est-à-dire, de 36 à 38 degrés, l'eau minérale saline de Luxeuil, comme toutes les eaux d'une certaine thermalité, en appelant l'afflux du sang vers la peau, y produit de la rubéfaction, et par suite souvent, des démangeaisons assez vives suivies de cette éruption connue sous le nom de *gale des eaux,* symptôme critique d'un heureux augure, dérivation dont le résultat est l'expulsion de l'économie des principes morbides qui, le plus ordinairement, entretiennent les maladies dont les organes intérieurs sont le siége. Cette espèce d'exanthème est assez souvent aussi le résultat de l'usage des bains tempérés prolongés.

La vive excitation produite sur toute la surface du corps par l'action de l'eau d'une haute température, ne permet pas que le système absorbant puisse s'en emparer ; elle n'est donc point absorbée, et c'est à sa thermalité qu'il faut en attribuer les effets. J'ai déjà dit, en parlant des phénomènes que les bains chauds déterminent, qu'on doit apporter la plus grande circonspection avant d'en prescrire l'application. Souvent il devient nécessaire, soit avant ou pendant leur usage, de recourir à la saignée, aux boissons délayantes et tempérantes, au repos et même à la suspension des bains pendant quelques jours. Il faut cependant remarquer que l'excitation dont il est question, est désirée par les praticiens. Ils savent que c'est d'elle qu'il faut attendre la guérison dans bien des cas ; mais à la condition que cette excitation ne dépassera pas certaines limites.

Ce que je viens de dire de l'action des bains très-chauds, est applicable aux bains de vapeur, aux douches un peu fortes, ainsi qu'aux douches écossaises. Ces deux espèces de douches, dirigées le plus ordinairement sur de larges surfaces, exercent sur les fibres musculaires de ces régions, une sorte de massage, une percussion, un choc sans cesse renouvelé, dont l'action est éminemment excitante et résolutive. La douche écossaise surtout y détermine des dilatations et des contractions successives qui, le plus ordinairement, produisent d'heureuses réactions qui ont assez souvent la guérison pour résultat. Comme dans les bains très-chauds et les bains de vapeur, il n'est pas probable que le liquide reçu sur le corps d'une manière aussi brusque, aussi perturbatrice, puisse être absorbé, il est plus rationnel d'en attribuer les effets curatifs à la thermalité de la colonne d'eau et à son action mécanique.

Les eaux de Luxeuil, dans lesquelles prédominent les chlorures de sodium et de potassium, agissent sur l'ensemble de toutes les fonctions : l'expérience constate que par leur action stimulante et fortifiante sur toutes les muqueuses, elles en augmentent et améliorent les sécrétions, ce qui contribue à modifier avantageusement les solides. Elles ont une action toute aussi heureuse sur les systèmes glandulaire et lymphatique : tous les ans, j'ai des preuves de leurs propriétés résolutives dans les engorgements des organes parenchymateux lorsqu'ils sont dus à une surabondance de la lymphe. Leurs bons effets dans toutes les affections dont le système nerveux est le siége, sont connus depuis longtemps. C'est une des propriétés qui les recommandent le plus aux choix des médecins. Elles ont une action spéciale sur l'utérus et les organes urinaires.

Les excellents résultats que j'ai obtenus de l'administration de nos eaux salines dans les affections du système osseux, les fausses ankyloses, le gonflement des articulations, etc., me font penser qu'ils peuvent être attribués à la silice qui se trouve heureusement combinée avec les chlorures qui font la base de ces eaux. Bien que ne contenant pas une très-grande quantité de principes minéralisateurs, elles n'en possèdent pas moins des propriétés fortifiantes et toniques qui les rendent propres à ramener la vie dans les parties de l'organisme frappées de paralysie. Leur action tend à régulariser les fonctions de la peau, ce qui explique leurs succès dans certaines affections cutanées, qui, bien souvent, sont symptomatiques de lésions situées plus profondément.

Aux bons effets de la thermalité de l'eau, à son action mécanique sur les différents tissus de l'organisme, aux heureuses modifications apportées aux organes sécréteurs et excréteurs par l'action des principes minéralisateurs qui s'y trouvent en suspension, viennent se joindre celle des circonstances hygiéniques dues à l'influence des agents extérieurs. Ainsi, un air plus pur, plus salubre, respiré dans un pays dont l'altitude surpasse ordinairement celle des localités d'où sortent les malades, rend plus faciles les fonctions des poumons, favorise l'hématose, augmente la richesse du sang, qui se chargeant de plus d'oxygène acquiert une plus grande puissance circulatoire. Le repos de l'esprit, les distractions, la suspension des occupations sérieuses, la vie calme et tranquille qu'on mène ordinairement aux eaux, les promenades, l'aspect d'une belle nature, etc., sont de puissants auxiliaires qui viennent seconder l'action physique et chimique de la médication hydro-thermale.

Ce que j'ai dit concernant l'action et les propriétés médicinales de nos eaux est applicable aux deux manières dont on prend les bains à Luxeuil : en *piscine* et en *baignoire*. Ces deux modes ayant leurs partisans et leurs détracteurs, il devient indispensable d'en exposer les avantages et les inconvénients.

Bains de piscine.—Les avantages que présentent les bains de piscine sont les suivants : la température y est constamment égale, d'où résulte une action plus uniforme sur tout l'organisme. — L'eau s'y renouvelle d'une manière continue, et l'espace est suffisant pour qu'on puisse y exécuter librement tous les mouvements du corps. — Les distractions que procurent les causeries et la société font supporter les bains de piscine pendant très-longtemps sans fatigue ni ennui, avantage dont il faut tenir compte avec une certaine catégorie de malades. — La vapeur de l'eau des piscines dont l'atmosphère des salles est chargée, mise en contact avec les organes respiratoires, est aussi une condition à laquelle le médecin doit attacher une certaine valeur. — Enfin, on peut entrer dans les piscines à telle heure que ce soit du service et y rester aussi longtemps qu'on le désire, immense avantage pour les cas qui exigent des bains de longue durée. C'est surtout par une action prolongée qu'on obtient la réaction à la peau, désignée sous le nom de *poussée*, ou *gale des eaux*, moyen dont la nature se sert pour se débarrasser des principes nuisibles et morbides, causes fréquentes de ces maladies obscures dues souvent à des répercussions d'affections cutanées. Les bains tempérés de longue durée ont été préconisés pendant les trois derniers siècles : Fabrice de Hilden rapporte, qu'à Pfeffers, en Suisse, au XVIe siècle, riches et pauvres restaient nuit et jour, pendant la saison entière, dans l'eau chaude. Pomme, à Arles, au dernier siècle, laissait les malades dans le bain, pendant 15 ou 20 heures, pour combattre différentes maladies nerveuses; de notre temps encore, à Louesch et dans quelques autres thermes, on reste habituellement 10 à 12 heures par jour dans la piscine.

Un inconvénient inséparable des bains de piscine, c'est que les malades auxquels les douches sont nécessaires, doivent se déplacer pour aller les prendre dans une pièce séparée.

Beaucoup de personnes éprouvent de la répugnance pour les bains en commun, parce qu'elles craignent de se trouver près d'individus dont on peut suspecter le défaut de propreté, d'autres redoutent la transmissibilité des maladies. Je réponds que : nul n'est admis dans les piscines sans avoir pris préalablement, dans une baignoire, le bain dit de *propreté*, et sans une autorisation écrite du médecin inspecteur, lequel doit s'assurer que la personne à laquelle il la délivre, n'est atteinte d'aucune affection ou infirmité susceptible d'inspirer de la répugnance aux autres malades et de compromettre leur santé.

Pour rassurer ceux qui redoutent la transmissibilité des maladies par voie d'absorption, je leur dirai que mes observations sont d'accord avec celles des praticiens qui ont exercé pendant longtemps la médecine hydro-thermale dans les établissements où il y a des piscines, tels que ceux de Bourbonne, Plombières, Barèges, Néris, Aix-en-Savoye, Louesche, etc., qui tous déclarent n'avoir pu découvrir le plus petit indice de transmission quelconque. A Louesche, où l'on passe une grande partie de la journée dans la piscine ; à Barèges, où les malades porteurs d'affections cutanées et de plaies de toutes sortes sont admis en si grand nombre dans les piscines, on n'a jamais vu se produire aucun fait de ce genre, pas même dans le bain des pauvres, bien qu'il ne soit alimenté que par l'eau des autres piscines.

L'hypothèse de l'absorption de principes morbides, telle spécieuse qu'elle puisse paraître aux yeux des gens du monde, ne peut donc être admise, puisque, malgré les plus minutieuses investigations, on n'a point d'exemple de la transmission d'une maladie par le fait des bains en commun. Quelques opposants à ce mode de balnéation, invoquent les phénomènes de l'*endosmose* et de l'*exdosmose* : ces phénomènes ne me paraissent pas rigoureusement applicables à la question qui nous occupe.

D'après les précautions prises à Luxeuil, pour l'admission des malades dans les piscines, il n'est pas probable que quelqu'un portant des exutoires, puisse s'y introduire ; mais ce cas se présentât-il, on sait que le pus est insoluble dans l'eau, que, par conséquent il ne peut vicier la nature du liquide balnéatoire.

Si j'ai cherché à détruire les appréhensions illusoires et la répugnance qu'éprouvent beaucoup de personnes pour les bains en commun, c'est que j'ai la conviction qu'ils ont, dans un assez grand nombre de cas, plus d'efficacité que les bains isolés. Ainsi, les rhumatismes fibreux et musculaires, la raideur des articulations scapulaires et pelviennes, les contractures, l'hypocondrie, un grand nombre d'affections nerveuses, etc., demandent des bains de longue durée, et dans lesquels on puisse avoir la liberté de tous les mouvements, ce qui n'est possible que dans les piscines.

Bains de baignoire. —Les bains de baignoire ont l'avantage de n'inspirer aucune espèce de répugnance ; de faire jouir d'un grand calme les malades qui en ont besoin ; de permettre d'élever ou d'abaisser la température du bain à volonté ; enfin, dans le cas où les douches doivent faire partie du traitement, on peut les prendre sans dérangement et sans quitter son cabinet.

Un inconvénient des bains isolés, c'est de ne pouvoir les prendre de longue durée : l'espèce d'immobilité à laquelle le malade se trouve assujetti, à cause du peu d'étendue de la baignoire, ne lui permet guère d'y rester au-delà d'une heure à une heure et demie, sans ressentir le besoin d'en sortir, et souvent au bout de ce temps, et quelquefois plus tôt, on éprouve de l'engourdissement, de la céphalalgie, ou au moins de l'ennui, qui peut être considéré comme un commencement de fatigue.

Je termine ce parallèle en affirmant, qu'à Luxeuil, les bains de piscine sont généralement recherchés par les malades, quelle que soit leur position sociale.

Depuis quelques années, la confiance des médecins dans la valeur et l'efficacité des eaux minérales s'accroît de plus en plus. Cette confiance doit nécessairement augmenter en raison directe des guérisons qui deviendront plus nombreuses à mesure que la médication hydro-thermale s'étendra. Bientôt les eaux minérales seront prescrites non-seulement pour combattre les affections chroniques, mais on n'attendra plus, comme autrefois, pour les conseiller, qu'on ait épuisé toutes les ressources pharmaceutiques. Il y a même lieu d'espérer que, comme en Allemagne, elles seront appliquées comme moyen prophylactique.

Cette espérance est fondée sur une meilleure observation, et sur l'augmentation toujours croissante du nombre des individus de toutes les classes de la société, qui se rendent chaque année à nos différentes stations thermales. Voici à ce sujet ce que disait M. le docteur Mêlier, dans la remarquable allocution prononcée, le 24 novembre 1856, à la séance d'ouverture de la société d'Hydrologie Médicale de Paris :

..... « Pesant à leur tour sur l'esprit des malades, les » médecins, mieux éclairés sur les eaux et leur pouvoir, et » sur la valeur respective des sources, en ont fait plus sou-

» vent et plus sérieusement l'objet de leurs prescriptions ;
» et c'est ainsi qu'un grand agent thérapeutique s'est trouvé
» recevoir une double et salutaire impulsion.

» Déjà les chiffres publiés par l'Académie attestaient
» combien était en progrès la fréquentation des eaux. Tout
» le monde connaît ces chiffres, réunis et interprétés avec
» autant de soin que d'autorité, par notre savant et digne
» collègue, M. Patissier, l'homme de l'époque, sans con-
» tredit, qui a le plus fait pour les eaux minérales et dont
» tous les travaux sont marqués au coin de la plus réelle
» utilité.

» Il en ressort que le mouvement général des malades
» que Delpit évaluait, pour 1822, à 30,691, et que Long-
» champs, huit ans plus tard, portait à 38,250, s'est élevé
» en 1852 à plus de 93,000.

» Il sera intéressant de voir ce que nous aurons gagné
» dans la période qui s'est écoulée depuis. En attendant
» que l'Académie nous l'apprenne selon la mission qu'elle
» en a reçue, ou qu'un relevé administratif nous le fasse
» connaître, quelques renseignements recueillis à ma de-
» mande par l'active obligeance de M. François prouvent
» dès à présent que l'accroissement a été considérable.

» Il résulte en effet de ces renseignements que, pour
» 1855, le chiffre connu des malades dépasserait déjà
» 140,000, et il est loin d'être complet, c'est-à-dire que
» le nombre des malades aurait plus que triplé depuis
» Longchamps, et quintuplé depuis Delpit.

» Les relevés ne sont pas encore faits pour 1856, mais
» nous savons d'une manière générale que cette année a
» été des plus favorables aux eaux minérales. »

Pour ce qui concerne Luxeuil, l'affluence des malades,

en 1856, a dépassé de beaucoup le chiffre des années antérieures.

Il me reste à parler de notre eau ferro-manganifère, qui, par ses propriétés curatives spéciales et ses éléments constitutifs, demande un examen particulier.

PROPRIÉTÉS MÉDICINALES

On sait, depuis assez longtemps déjà, que le fer est une
des parties constituantes du sang, qui lui doit sa couleur
rouge. Mais ce n'est que depuis les travaux modernes sur
la chimie organique que, par de savantes investigations,
on a découvert que le *manganèse* est aussi un des éléments
constitutifs de l'organisme humain. Dès 1830, Wurzer en
avait signalé la présence dans le sang. En 1849, M. Millon
publia, dans sa *Chimie organique,* que le manganèse et le
fer se trouvent dans le sang en quantité assez grande pour
qu'elle puisse être dosée d'une manière précise. Depuis,
plusieurs autres chimistes ont confirmé, par de nouvelles
analyses, la découverte de leurs prédécesseurs. On a aussi
trouvé ce métal dans les os, le suc pancréatique, le pus,
l'épiderme, les cheveux, etc. D'où il faut conclure que le
fer et le manganèse entrent tous deux comme partie inté-
grante dans l'économie; qu'ils doivent toujours s'y trouver
dans de certaines proportions pour que les organes puissent
fonctionner d'une manière normale; et que leur déperdi-
tion doit déterminer des conditions pathologiques qui ré-
clament leur administration comme médicament, afin de
rendre à l'organisme ses éléments de vitalité.

L'eau ferrugineuse de Luxeuil a des qualités qui lui sont

communes avec celle des autres sources de l'établissement : son analyse nous a démontré qu'elle contient tous les principes minéralisateurs qui se trouvent dans les eaux salines. Mais elle renferme, en outre, le phosphate, l'arséniate et l'oxyde de fer qui viennent ajouter leurs propriétés énergiques à celles du manganèse, pour faire de cette eau un des meilleurs modificateurs que nous puissions opposer à la série si nombreuse des affections lymphatiques, aux asthénies et aux engorgements des viscères.

Le fer et le manganèse réunis, se dissolvent mieux dans nos liquides, sont plus facilement absorbés que pris isolément, et pénétrant dans le torrent circulatoire, ils reconstituent promptement l'état normal du sang, en lui portant les éléments nécessaires à la formation de l'hématosine et à la reproduction de nouveaux globules. Aussi, depuis quelques années, les praticiens associent ces deux substances, et obtiennent de leur administration plus de succès qu'autrefois, dans les cas où on ne faisait usage que de l'une d'elles. Mais le mélange qu'en fait la nature dans les eaux minérales a beaucoup plus d'efficacité encore : j'ai donné des soins à un assez grand nombre de malades qui avaient été soumis infructueusement à l'action des préparations pharmaceutiques du fer et du manganèse, et qui ont été guéris par l'usage de notre eau ferro-manganifère. J'en ai même traité quelques-uns dont l'estomac n'a pu s'habituer à ces préparations, et qui ont très-bien supporté l'eau ferrugineuse de Luxeuil. Aussi, je crois qu'il sera difficile de remplacer ce mélange naturel du fer et du manganèse. Il est probable que, outre la thermalité, l'électricité et certains gaz, il y a ce *quelque chose d'inconnu* qui échappe à toute espèce d'analyse et que l'art ne parviendra peut-être jamais à imiter. C'est ce que reconnaît M. Patis- sier, dans son *Manuel sur les eaux minérales,* lorsqu'il dit : « Il y a *un je ne sais quoi* qui se dérobe aux recherches des chimistes. » Alibert va jusqu'à accorder une sorte de vitalité aux eaux minérales : « Elles sont, dit-il, *animées* d'une multitude de principes qui échapperont encore long-temps et peut-être toujours, à nos plus fines recherches. »

Sydenham avait observé que le fer agit d'autant mieux et d'autant plus vite, comme agent reconstituant, qu'il est dans un état de grande simplicité. L'observation de Sydenham est tout aussi applicable au manganèse qu'au fer, ainsi que le prouve M. le professeur Pétrequin, de Lyon, dans une notice remarquable intitulée : *Nouvelles recherches sur l'emploi thérapeutique du manganèse comme adjuvant du fer.* Ce savant praticien, par cette heureuse initiative, aura puissamment contribué à faire accepter et généraliser l'emploi du manganèse comme le meilleur auxiliaire du fer. MM. Martin-Lauzer et Hannon, en le recommandant à l'attention des médecins, ont aussi rendu un grand service à la thérapeutique. Ces deux puissants modificateurs qui se trouvent dans l'eau de Luxeuil, à une grande divisibilité, présentent la condition essentielle réclamée par les praticiens.

Pendant longtemps l'eau ferrugineuse de Luxeuil n'avait guère servi qu'en boisson. Grâce aux travaux de captation faits à la source, on obtient cette eau en grande abondance, et à une thermalité suffisante pour qu'elle puisse être administrée sans mélange, en bains, dans quelques maladies. Lorsqu'on a besoin d'en élever la température, ou d'en diminuer l'action, un robinet adapté à chaque baignoire permet d'emprunter au Grand-Bain la dose additionnelle jugée nécessaire.

Les affections contre lesquelles cette eau a le plus de succès sont celles des individus lymphatiques, à constitution molle, dont la circulation lente, la faiblesse, la décoloration de la peau et des membranes muqueuses annoncent évidemment l'anémie, et chez lesquels l'hématose ne se fait que d'une manière incomplète. Son usage régénère le sang, augmente la tonicité de l'organisme en général, épaissit les fluides, condense les solides et détermine des modifications qui ramènent les fonctions organiques à de bonnes conditions de vitalité.

Les malades épuisés par des pertes de sang abondantes, des diarrhées anciennes et rebelles provenant du défaut de tonicité de la muqueuse intestinale; par des pertes séminales fréquentes; des écoulements muqueux de nature atonique, des catarrhes vésicaux chroniques, etc., ceux qui sont atteints d'hydropisies passives dues à des habitations froides et humides; qui sont sous l'influence de fièvres intermittentes automnales; qui présentent des affections scrofuleuses, la cachexie scorbutique, le rachitisme; des engorgements abdominaux lents et sans fièvre, etc., profitent notamment des effets salutaires de cette eau.

C'est surtout dans les maladies propres aux femmes, dont la constitution tient plus ou moins du tempérament lymphatique, que l'application de l'eau ferro-manganifère produit d'heureux effets. La chlorose, la leucorrhée, la dysménorrhée, l'aménorrhée ou la trop grande abondance du flux menstruel, tenant au défaut de ressort de l'utérus ou à la débilité générale, la disposition à l'avortement, guérissent ou sont prévenues le plus ordinairement par l'emploi bien ordonné de l'eau ferrugineuse. Il n'est pas rare de voir la stérilité céder à son action, surtout quand elle est due à trop de mollesse, à l'engorgement de quelques-uns des organes de la génération, ou à certains déplacements de l'utérus.

On en obtient de bons résultats dans les maladies nerveuses débutant par une surexcitation et finissant par déterminer une faiblesse générale ou locale; mais plus souvent encore dans les états nerveux provenant d'affections morales tristes.

L'eau ferrugineuse réussit très-souvent dans les maladies asthéniques caractérisées par le défaut de stimulus, par la diminution ou l'épuisement de l'innervation; mais s'il y a excès de stimulus, oppression de forces, il faut s'en abstenir. Aussi, on ne peut apporter trop d'attention avant d'en conseiller l'usage.

Les personnes d'une constitution trop nerveuse et irritable; celles dont la poitrine est délicate, qui sont disposées au crachement de sang, celles qui présentent des symptômes indiquant des lésions du cœur ou des gros vaisseaux, les organisations pléthoriques doivent y renoncer. Les individus portant des exanthèmes ou des exutoires, qu'il faut respecter, ne doivent point faire usage de ces eaux en bains, à cause de leurs propriétés astringentes. Les femmes sanguines à l'état de gestation, doivent aussi s'en abstenir.

Il est essentiel de ne commencer à boire l'eau ferrugineuse qu'à petites doses et d'une manière graduée, et autant que possible, au moment le plus rapproché de celui où elle a été puisée. Prise le matin à jeun, elle produit chez quelques personnes du dégoût, la perte de l'appétit, quelquefois des douleurs à l'épigastre. Dans ce cas, on doit la couper avec l'eau Savonneuse ou avec l'eau des Cuvettes, et n'en boire qu'un demi-verre d'abord, puis un verre, et davantage quand l'estomac la supporte sans renvoi ni lourdeur. On peut aussi en faire usage aux repas, soit pure ou coupée avec un peu de vin. Il est rare que j'en prescrive plus de cinq à six verres pour toute la journée, et j'en surveille attentivement l'action.

Dans ce qui précède, je n'ai point eu la prétention d'établir l'infaillibilité de l'eau ferro-manganifère, pas plus que celle des autres sources de Luxeuil : loin de là, car si j'ai obtenu d'heureux résultats, des guérisons inespérées, de leur application aux différentes maladies que j'ai indiquées, je pourrais, malheureusement, présenter aussi des exemples d'insuccès dans des cas où ces eaux paraissaient devoir être indiquées. Je veux seulement faire observer que par leur *seule* puissance, j'ai pu, comme j'en donne la preuve par les observations rapportées plus loin, obtenir la guérison d'affections anciennes très-graves, qui avaient résisté à des médications dirigées par de savants et habiles praticiens.

Quelquefois les eaux ne paraissent pas produire tout le bien qu'on en attendait ; il ne faut pas se décourager pour cela, mais, au contraire, continuer le traitement. Tous les ans, j'ai à donner des soins à des personnes dont le tempérament est difficile à émouvoir, et qui semblent n'avoir éprouvé que peu ou point d'amélioration pendant tout le temps de leur séjour aux eaux : cependant, quelque temps après leur rentrée chez elles, il survient une heureuse modification qui, se continuant, conduit souvent à une guérison complète. Il en est d'autres, dont les affections sont si opiniâtres, que ce n'est qu'à la deuxième ou troisième saison thermale qu'elles commencent à ressentir quelques effets de l'action des eaux. Enfin, il y en a qui présentent des altérations organiques si profondes, que le traitement hydro-thermal est tout aussi impuissant que ceux qui l'ont précédé.

Il y a des femmes qui continuent à prendre des bains pendant l'écoulement menstruel. Bien que, jusqu'à présent, je n'ai vu aucun accident en résulter, je suis loin d'approuver cette manière d'agir; je conseille, au contraire, de les suspendre afin d'éviter l'excitation qu'ils produisent. Cependant, dans le cas de dysménorrhée, on peut en continuer l'usage en les prenant à une température modérée.

Il me reste à dire un mot sur une espèce de médication dont j'ai retiré quelquefois d'excellents résultats : c'est l'application des dépôts de nos eaux, tant ferrugineuse que salines, sur les ulcères atoniques, certains engorgements des glandes, les périostoses et quelques tumeurs des articulations. Je suis disposé à attribuer ces heureux effets pour les dépôts des eaux salines, à la grande quantité de manganèse qu'ils contiennent, ainsi qu'à la présence de la silice et du silicate de manganèse et de baryte; et pour le dépôt de l'eau ferrugineuse, à la présence du phosphate, de l'arséniate et de l'oxyde de fer, ainsi qu'au silicate de manganèse et de baryte.

Après avoir exposé les propriétés médicales de toutes les eaux de l'établissement thermal de Luxeuil, leur mode

d'action et d'administration, il semblera sans doute à quelques-uns de mes lecteurs qu'il est besoin aussi d'indiquer
quelle doit être la durée d'un traitement par nos eaux. On
comprendra qu'il ne peut y avoir rien d'absolu à cet égard;
qu'il est impossible d'assigner un temps déterminé pour
chaque malade, et le nombre de bains ou de douches qu'il
devra prendre. Les conditions d'un traitement hydro-thermal doivent nécessairement varier selon le tempérament,
le sexe, l'âge, la nature de la maladie, son intensité, etc. A
Luxeuil, comme dans les autres établissements de l'est de
la France, une *saison* est dé 21 bains. Ce nombre me paraît
arbitraire, et il en résulte une espèce de préjugé qui a
tellement d'empire sur certains esprits, surtout chez les
gens de la campagne, qu'il est difficile de le détruire. J'ai
remarqué que les guérisons obtenues sont d'autant plus
solides, que l'action de l'eau sur l'économie a lieu d'une
manière lente, progressive et presque insensible, d'où la
nécessité de suivre un traitement un peu plus longtemps,
qu'on n'est généralement dans l'habitude de le faire.

HYGIÈNE DES BAIGNEURS

A LUXEUIL.

Beaucoup de malades croient, dès qu'on leur a conseillé l'usage d'une eau minérale, qu'ils peuvent se dispenser de toute espèce de direction, et que tout ira d'autant mieux qu'ils resteront plus longtemps dans leur bain, qu'ils boiront une plus grande quantité d'eau, qu'ils prendront un plus grand nombre de douches, etc. Les choses ne se passent point ainsi : il est donc bon de prévenir cette catégorie de malades, qu'on ne peut prendre trop de précautions, ni apporter trop de soins dans l'usage qu'on fera des eaux, et que la manière d'en faire l'application doit être relative à l'âge, au sexe, au tempérament, ainsi qu'au genre, au degré de la maladie, etc.

Il ne suffit pas non plus de faire un bon usage des eaux pour obtenir tout le succès qu'on a lieu d'en attendre : il est encore une règle de conduite à suivre, sans l'observation de laquelle on atteint rarement le but qu'on s'était proposé. C'est cette règle de conduite que je vais exposer.

Il est prudent, avant de commencer le traitement hydrothermal, de se reposer pendant un ou deux jours, lorsqu'on est un peu fatigué par le voyage, et de se mettre à un régime doux et rafraîchissant. Lorsqu'il existe quelques symptômes d'embarras des voies digestives, un purgatif salin, ou un vomitif, peut être administré ; mais il est rare qu'on soit obligé d'y recourir.

Si le malade est d'une constitution pléthorique, s'il a l'habitude des saignées ou s'il est sujet à des évacuations qui se seraient supprimées, il peut être nécessaire de tirer un peu de sang avec la lancette, ou par l'application des sangsues, si quelque organe était le siége d'un mouvement fluxionnaire sanguin. On comprend que dans ce cas l'avis d'un médecin est indispensable.

Dès que le malade a commencé le traitement, et qu'il est sous l'influence de l'action des eaux, il doit apporter une grande attention à la température de l'air avec lequel il est en contact. Car le but essentiel que l'on doit se proposer dans le plus grand nombre des maladies chroniques, est de déterminer une certaine excitation à la peau et d'y appeler une douce transpiration. C'est pourquoi les baigneurs doivent avoir grand soin d'éviter l'air froid et humide, surtout à la sortie du bain ou après la douche. Ils doivent également fuir un air trop chaud, qui pourrait déterminer une abondante transpiration. L'air de l'appartement doit être renouvelé plusieurs fois dans la journée.

Luxeuil est entouré de bois qui, presque toujours, y produisent le soir et le matin un abaissement sensible dans la température. Aussi, les malades doivent-ils avoir soin de se couvrir chaudement à ces deux moments de la journée, préférer les vêtements légers en laine, et porter de la flanelle sur la peau, afin de favoriser les fonctions de l'organe cutané rendues plus actives par l'usage des eaux.

Le régime alimentaire est une des conditions nécessaires pour parvenir à la guérison des maladies qui doivent être traitées par les eaux minérales. Disons aux personnes qui seront assez dociles pour suivre nos conseils, qu'elles ne sauraient trop éviter l'abus des liqueurs fermentées, les aliments épicés, les viandes noires, les fritures, les crudités, la pâtisserie, les fromages salés, les fruits acides, ceux qui ne seraient pas parfaitement mûrs, etc.

Le déjeûner doit consister en une petite quantité d'aliments légers. Les personnes habituées à faire ce repas avec le café au lait, le thé ou le chocolat peuvent en continuer l'usage.

Des viandes tendres, grillées ou rôties, et même bouillies ; des légumes bien cuits, plutôt préparés au gras qu'autrement ; du poisson, des entremets sucrés, des compotes, des confitures peu acides, des fruits bien mûrs doivent composer le dîner. Une petite quantité de bon café peut être permise à ceux qui en ont l'habitude. Le vin doit toujours être coupé d'eau. Les vins qui conviennent le mieux à l'estomac, et qu'il est le plus facile de se procurer sans mélange et de bonne qualité à Luxeuil, sont les vins rouges du Jura, tels que ceux des environs de Salins, de Poligny, d'Arbois, etc. On doit s'abstenir de vin blanc pendant l'usage des eaux, surtout des vins mousseux, tel que celui de Champagne.

Le souper ne sera pas aussi copieux que le dîner, et devra consister, comme le déjeûner, en aliments légers, afin que le sommeil soit calme et l'organisme mieux disposé le lendemain à retirer de bons effets de l'action des bains. Il faut se coucher de bonne heure et se lever matin : six à sept heures de bon sommeil suffisent à toutes les personnes qui font usage des eaux.

S'il est essentiel pour un malade de chercher à éviter les

vives sensations de l'âme, qui réagissent si défavorable-
ment sur l'organisme et en troublent les fonctions, c'est
surtout pendant le traitement hydro-thermal qu'il faut
avoir soin d'éviter tout ce qui peut les exciter ; mais au
contraire rechercher la vie calme et tranquille, les douces
distractions que procurent la lecture, la musique, une société choisie, distinguée par l'éducation et les manières
polies, société qui se trouve surtout dans les réunions du
salon des bains. Les promenades, qui toutes à Luxeuil sont
agréables, pittoresques, variées et d'un abord facile, permettent de prendre de l'exercice qui fortifie le système
musculaire, augmente l'appétit, dispose à un bon sommeil
et atténue la prédominance et la trop grande susceptibilité
de certaines organisations nerveuses. Ces distractions laissent pénétrer dans l'âme de douces émotions, qui favo-
risent l'accomplissement des différentes fonctions de l'organisme, et viennent ajouter leur heureuse influence à
l'action bienfaisante des eaux.

On doit généralement prendre le bain le matin, parce
que c'est l'époque de la journée où le corps est le mieux
disposé pour en recevoir de bons effets. Si des circonstances particulières ne permettaient pas de se baigner le
matin, il faudrait attendre quatre ou cinq heures au moins
après le repas, et davantage encore si l'estomac n'était pas
entièrement libre et exempt de pesanteur. Sans cette pré-
caution, il peut survenir les plus graves accidents ; surtout
aux personnes d'une constitution pléthorique.

La légère excitation que la thermalité de l'eau produit à
la peau, y détermine une réaction salutaire et cette douce
transpiration si nécessaire au rétablissement de l'équilibre
des fonctions. C'est pourquoi il est bon, en sortant du bain,

de se mettre au lit pendant une heure ou deux, surtout dans les temps froids et humides, afin d'entretenir cette bienfaisante réaction ; mais il ne faut pas provoquer de sueurs trop abondantes, en se surchageant de couvertures. Les personnes qui répugnent à se mettre au lit en sortant du bain, doivent alors, lorsque le temps est beau, entretenir l'excitation à la peau par un peu d'exercice. Celles qui sortent d'un bain de vapeur ne peuvent se dispenser de passer au moins une heure dans un lit préalablement bassiné. Enfin, soit que les malades se couchent ou se livrent au mouvement après le bain, ils doivent attendre, pour prendre des aliments, que le corps ne soit plus couvert de sueur.

Je dois prévenir ceux de mes lecteurs qui ont éprouvé du soulagement à nos bains, qu'il est nécessaire, pour en assurer le succès, de continuer durant vingt à trente jours le régime qu'ils ont suivi pendant leur saison thermale ; parce que l'expérience prouve que l'action des eaux se prolonge longtemps encore après qu'on en a cessé l'usage, et que la guérison, commencée à l'établissement des bains, s'achève assez ordinairement plus tard. C'est pourquoi il est prudent de ne prendre ses occupations et ses habitudes de travail que graduellement.

OBSERVATIONS.

———

Le lecteur comprendra que je n'ai point à m'occuper, dans cet opuscule, de toutes les affections qui entrent dans un cadre nosographique complet, mais seulement des maladies que les eaux de Luxeuil combattent avec le plus de succès.

Les affections chroniques sont à peu près les seules qui se présentent à cet établissement thermal ; c'est pourquoi je me bornerai à rapporter quelques observations de ces maladies, dont la guérison a été obtenue par l'action de nos eaux, aidée des moyens puisés dans l'observation des règles hygiéniques. Dans quelques cas, assez rares cependant, je me suis cru obligé de leur associer des substances pharmaceutiques, dont quelques malades avaient infructueusement fait usage, mais qui, par leur combinaison avec l'eau de nos sources, ont développé toute leur puissance thérapeutique.

Ce sont surtout les phlegmasies chroniques des membranes muqueuses, celles des organes parenchymateux, les engorgements lymphatiques, les affections rhumatismales des tissus musculaire et fibreux, les névroses essentielles ou succédant à des phlegmasies, certaines suppressions, les affections organiques générales qui m'ont fourni les sujets de mes observations. En rapportant celles de ces observations, qui me paraissent les plus intéressantes, j'éviterai, autant que possible, de confondre les affections qui n'appartiennent pas au même système d'organes. Mais on conçoit que, dans l'énoncé des symptômes, je ne puis me dispenser d'en indiquer de communs à des lésions qui diffèrent entièrement.

Les maladies aiguës sont caractérisées par une action vive et soutenue de toutes les propriétés vitales, leurs phénomènes se développent dans un court espace de temps, présentant toujours la fièvre comme principal symptôme, et des réactions énergiques qui déterminent promptement l'équilibre des fonctions ou une fatale terminaison. Les affections chroniques ont une marche différente : elles se manifestent par une atonie, une diminution générale ou partielle de l'action organique, s'opposant à toute réaction; leurs symptômes se développent d'une manière faible, lente et souvent interrompue. Dans ce genre de maladies, la fièvre est nulle, ou, si elle a lieu quelquefois, elle prend un type intermittent et obscur. Les fonctions digestives, celles de la respiration et de la circulation se font mal; il en est de même des sécrétions et des excrétions. La peau, dans le plus grand nombre de ces affections, présente une empreinte caractéristique : elle est pâle, terreuse, de couleur paille, souvent sans élasticité; offrant, au contraire, une flaccidité qui annonce le plus ordinairement l'altération profonde du principe vital. Cet état morbide, dont on obtient si rarement la guérison par les moyens ordinaires de la médecine, cède assez fréquemment à l'usage des eaux de Luxeuil.

I. GASTRITE CHRONIQUE.

M. C***, âgé de quarante ans, cultivateur, d'une forte constitution, d'un tempérament bilioso-nerveux, était atteint depuis douze ans d'une inflammation de l'estomac déterminée par l'abus des liqueurs alcooliques, puis par celui d'une trop grande abondance d'eau froide. Il n'avait jamais été bien rétabli de cette affection, entretenue par un mauvais régime et de grands chagrins. Lorsqu'il vint me consulter, cette dernière cause avait entièrement disparu.

Il était venu plusieurs fois prendre les eaux de Luxeuil, qui l'ont toujours soulagé; mais, fidèle au préjugé des vingt-un bains par saison, il n'avait jamais voulu dépasser ce nombre. Cette fois, il me promit de rester à Luxeuil tout le temps que je jugerais nécessaire à sa guérison.

Après l'avoir examiné avec attention, voici l'état dans lequel je le trouvai : maigreur générale, pâleur de la face, langue rouge à la pointe et sur les bords, sèche vers le milieu; stomatite; pouls petit, dur, nerveux, ne donnant que soixante-quatre pulsations par minute; soif, sentiment d'embarras à l'estomac; peu ou point d'appétit; nausées et quelquefois vomissements; constipation, petit mouvement fébrile vers le soir; sommeil difficile et souvent interrompu; propension à la mélancolie.

Comme il souffrait toujours après le repas, que la langue devenait plus rouge et la stomatite plus prononcée, je fis une application de ventouses scarifiées sur la région de l'estomac; je prescrivis de la recouvrir ensuite d'un cataplasme émollient que l'on devait conserver la nuit jusqu'à nouvel ordre, et je le soumis à un régime plus sévère que celui qu'il suivait.

Deux jours après, je commençai à lui faire prendre des bains à la température de 34 degrés. Au bout de cinq à six jours, je m'aperçus qu'il y avait de l'intermittence dans les symptômes ; ce qui me fit lui prescrire pendant l'apyrexie 25 centigrammes de sulfate de quinine en lavement ; même dose prise de la même manière deux jours après. A la troisième dose, cet état intermittent avait disparu. Bains plus prolongés, s'élevant progressivement à une durée de deux heures. L'amélioration se prononça de jour en jour ; tous les symptômes diminuèrent d'intensité : le visage perdit sa pâleur, l'appétit reparut, les digestions devinrent plus faciles ; le sommeil se rétablit, la disposition à la mélancolie s'évanouit ; le malade était plein d'espérance et croyait à sa complète guérison.

Après le quinzième bain, repos de cinq à six jours. La constipation était presque le seul symptôme restant de l'état alarmant qu'il présentait à son arrivée. Cette constipation fut combattue par l'eau des Cuvettes prise en lavement.

Quinze autres bains furent encore administrés, après lesquels le malade rentra chez lui, persuadé cette fois qu'il était parfaitement guéri.

Il revint l'année suivante ; mais c'était pour m'amener sa femme, tourmentée de maux d'estomac qu'elle attribuait à un abondant écoulement leucorrhéique, qui a aussi cédé à l'action de nos eaux. Quant à lui, il jouissait d'une parfaite santé.

II. GASTRO—ENTÉRITE CHRONIQUE.

Mme M★★★, âgée de vingt-quatre ans, délicate, brune, d'un tempérament très-nerveux, souffrait depuis deux ans d'une inflammation chronique de l'estomac et des intes-tins. Son médecin m'écrivait que cette affection était sur-venue à la suite d'une grossesse pénible. Il pensait que les eaux de Luxeuil pourraient modifier favorablement cet état, peut-être même rétablir la santé, comme il en avait vu des exemples, dans des cas qui lui paraissaient tout à fait analogues. La médication suivie jusqu'alors avait été des plus rationnelles ; cependant il y avait peu ou point d'amélioration. La face de cette jeune dame était de cou-leur jaune-paille, boursouflée ; ses lèvres décolorées, sa langue pâle et tremblante ; elle éprouvait des coliques fréquentes, et alternativement de la diarrhée ou de la con-stipation. Le toucher abdominal faisait éprouver des dou-leurs plus fortes à l'hypocondre droit que dans les autres régions. Il y avait aussi des palpitations du cœur, qui augmentaient par la moindre émotion ou par un peu plus d'exercice. J'examinai le cœur, qui me parut être à l'état normal. Il y avait une répugnance invincible à prendre des médicaments. La menstruation était peu abondante, mais avait lieu régulièrement. Appétence des boissons froides, qu'elle ne pouvait cependant prendre qu'en petite quan-tité ; inappétence pour toute espèce d'aliments.

Après deux jours de repos, je prescrivis des bains à la température de 33 à 34 degrés ; mais elle les trouva trop frais ; elle éprouvait du bien-être dans ceux à 35 degrés. Je commençai par ne lui faire boire qu'une très-petite

quantité de notre eau savonneuse, édulcorée avec un peu
de sirop de capillaire. Son premier bain fut seulement de
quarante minutes; les jours suivants, j'en augmentai la
durée de cinq minutes, et bientôt elle put le supporter de
plus d'une heure sans en être fatiguée; ce qu'elle n'eût pu
faire en débutant. La quantité d'eau ingérée fut aussi augmentée. Au septième bain, la menstruation survint sans
aucune espèce de malaise; ce qui n'avait pas lieu ordinairement. Le sang fut plus abondant et plus riche en couleur.

Cinq jours après, nous reprîmes les bains à la même
température et d'une heure de durée. L'eau en boisson fut
portée à deux verres, que la malade prit sans répugnance
et qu'elle digérait très-bien sans y mêler de sirop. Les bains
furent bientôt d'une heure et demie; je fis boire de l'eau
des Cuvettes, plus minéralisée que la première. La peau
du visage commença à perdre sa couleur jaune-paille, les
lèvres se colorèrent, l'appétit se fit bientôt sentir; la malade désira même boire, au repas, une petite quantité de
vin avec notre eau minérale refroidie. Les palpitations du
cœur disparurent, ainsi que les douleurs abdominales.

Après avoir pris vingt-huit bains, dont je fis, vers la fin,
diminuer progressivement la durée, de manière à finir par
des bains de 40 à 50 minutes, Mme M*** quitta Luxeuil avec
l'apparence d'une excellente santé.

J'ai appris que cette dame avait eu un deuxième enfant,
un an après son retour des eaux, et que depuis cette époque
elle avait toujours joui de la santé la plus florissante.

III. ENTÉRITE CHRONIQUE COMPLIQUÉE D'ENGORGEMENT MÉSENTÉRIQUE.

M. Anatole M***, âgé de onze ans, constitution faible, tempérament lymphatique. Cet enfant était accompagné de Madame sa mère, qui m'expliqua parfaitement les différentes phases maladives que son fils avait parcourues péniblement pour arriver à l'âge où il était. Dès sa plus tendre enfance, ce jeune malade a présenté de fréquentes affections abdominales, dans lesquelles figuraient toujours l'irritation des intestins et l'engorgement des glandes du mésentère.

Au mois de janvier, il avait été atteint d'une entéro-péritonite violente, combattue par un traitement antiphlogistique assez énergique. Cette dernière affection a duré trois mois. Etant rentré au collége, il fut bientôt obligé de le quitter, parce que des vomissements survinrent à plusieurs reprises, accompagnés d'un dévoiement colliquatif et d'une grande sensibilité de l'abdomen. Ces accidents annonçaient évidemment le retour de la maladie. La muqueuse buccale se couvrit de plaques ulcérées qui subsistèrent pendant environ six semaines. Il est très-probable que d'autres parties de la muqueuse digestive participaient à cet état.

Après un nouveau traitement de deux mois, les symptômes perdirent de leur intensité; mais la moindre imprudence de régime ramenait la fièvre et des douleurs abdominales. On se décida à l'amener à Luxeuil.

J'examinai avec la plus grande attention l'état du bas-ventre de ce jeune malade : la pression déterminait encore un peu de sensibilité dans quelques points. La région ombilicale présentait un engorgement assez considérable, dont le siége me parut être le mésentère.

Je prescrivis des bains d'une heure, à la température de 33 à 34 degrés. Après le sixième bain de notre eau la plus minéralisée, je mêlai aux suivants moitié d'eau ferrugineuse : je permis seulement de boire, en trois ou quatre fois, un verre d'eau minérale édulcorée avec un peu de sirop de gomme.

A dater du douzième bain, ce jeune homme présenta de l'amélioration : les digestions se faisaient parfaitement ; les nuits étaient bonnes ; l'étiolement de la peau fut remplacé par une couleur rosée qui annonçait le retour à la santé ; la gaité revint, le besoin de l'exercice se fit sentir ; il put faire de petites promenades ; l'engorgement mésentérique avait sensiblement diminué.

Au vingtième bain, repos de cinq jours. Dix nouveaux bains demi-ferrugineux furent pris ensuite, après lesquels l'engorgement mésentérique avait entièrement disparu.

J'ai revu ce jeune malade chez ses parents, deux ans après ; sa santé était parfaite : l'amélioration avait continué progressivement depuis son départ de Luxeuil.

IV. Entérite chronique des gros intestins.

Mme de la B***, âgée de quarante ans, d'une constitution faible, d'un tempérament lymphatique et nerveux, souffrait plus ou moins du bas-ventre depuis quatre ans. Ces douleurs étaient accompagnées d'une diarrhée qu'aucune médication n'avait pu arrêter. Elle était d'une grande faiblesse, et le moindre exercice à pied la fatiguait. Elle attribuait, en grande partie, le dérangement de sa santé à de vifs chagrins.

La maladie avait été accompagnée, à son début, d'une affection de l'utérus, guérie par l'une des grandes autorités chirurgicales de Paris, qui ne put toutefois faire cesser la phlegmasie des gros intestins ni la diarrhée, qui avait persisté jusqu'à l'arrivée de la malade à Luxeuil.

Un régime très-rationnel, prescrit par le médecin qui l'envoyait à nos eaux, fut suivi pendant quelque temps ; mais l'action des bains m'obligea bientôt de le modifier.

Vingt-six bains d'une température moyenne, dans lesquels entrait pour moitié notre eau ferrugineuse, furent donnés dans l'espace d'un mois. Mme de la B*** fit usage, aux repas, de cette même eau ferrugineuse, qu'elle prit aussi par quart de lavement pendant quelques jours. Dans le bain, elle buvait une petite quantité d'eau thermale avec du sirop de coings.

Vers le quinzième bain, les forces avaient augmenté au point qu'elle pouvait faire, sans fatigue, des promenades de plusieurs heures. L'appétit était revenu, le sommeil était calme et tranquille. Dès les premiers jours, la diarrhée s'était arrêtée. Après un séjour d'un mois à notre établissement, se sentant tout à fait bien, elle partit.

Huit mois après, cette dame m'écrivit que la maladie pour laquelle elle avait pris nos eaux n'existait plus, et que, sous ce rapport, sa santé était parfaite ; mais elle me mandait qu'elle éprouvait un grand affaiblissement de la vue, me priant de lui dire si je pensais que les eaux de Luxeuil pussent la guérir. Ma réponse n'était pas très-propre à l'encourager : ce qui ne l'empêcha pas d'être à Luxeuil dès le mois d'avril.

Ayant examiné les yeux, je reconnus une amblyopie assez avancée, qui me fit craindre une amaurose. Malgré mon avis, qui n'était pas favorable à nos eaux, elle voulut en faire l'essai. Cette fois, je prescrivis, outre les bains, des douches sur la nuque et la partie supérieure du rachis.

Après six semaines de traitement, la vue paraissait être moins faible. Cette dame devant retourner à Paris, je l'engageai à consulter un praticien spécial.

Trois mois après elle m'écrivit que, comme l'état général de sa santé, ses yeux étaient très-bien. Nos eaux ont-elles eu quelque part à la guérison de cette dernière affection? C'est ce que je n'ose assurer.

V. GASTRO-ENTÉRITE CHRONIQUE.

Mme C***, âgée de trente-six ans, d'une constitution délicate, d'un tempérament lymphatique, a joui jusqu'à l'âge de trente ans d'une assez bonne santé. A cette époque, elle eut une gastrite aiguë qui nécessita un traitement antiphlogistique énergique, suivi pendant plus de trois mois d'un régime très-sévère. Ennuyée de ce régime, elle voulut reprendre son ancienne manière de vivre; mais les digestions devinrent bientôt douloureuses; sa constitution, naturellement un peu délicate, devint encore plus faible; l'amaigrissement et la pâleur remplacèrent la fraîcheur et l'embonpoint qu'elle avait présentés jusqu'alors. Enfin, après plusieurs rechutes et des médications infructueuses, elle se décida, d'après l'avis de son médecin, à venir réclamer le secours des eaux de Luxeuil.

Voici ce que cette dame présentait lorsqu'elle s'adressa à moi : grande maigreur, pâleur de la peau et des lèvres, point d'appétit ni de sommeil, douleurs à l'épigastre, une ou deux heures après le repas; froid des extrémités, abattement et découragement, constipation. La menstruation avait toujours été assez régulière, mais fréquemment précédée de douleurs plus ou moins vives, et fournissant un sang pauvre et peu abondant.

Je lui fis prendre des bains de 35 à 36 degrés, de plus en plus prolongés, de manière à l'y laisser pendant deux heures. Elle commença par boire un verre d'eau des Cuvettes pendant la durée du bain, puis deux et enfin trois, que l'estomac digérait très-bien. Elle éprouvait encore un peu de douleur après le repas. Prescription d'une tasse de décoction de têtes de pavot.

Après le huitième bain, elle était sensiblement mieux : l'appétit se prononça; j'accordai des aliments un peu plus substantiels et en plus grande quantité, ainsi qu'un peu de bon vin coupé d'eau.

La constipation, combattue avec l'eau des Cuvettes prise en lavement, avait un peu diminué. Je prescrivis celle du Bain des Dames en boisson.

A dater du douzième bain Mme C*** fut encore beaucoup mieux ; le découragement et l'abattement firent place à l'espérance. Le besoin de prendre de l'exercice se fit sentir : des promenades de plus en plus longues furent très-bien supportées.

Après le quinzième bain, repos de trois jours, à la suite duquel la malade prit encore douze bains de la même manière que les premiers. La menstruation survint quelques jours plus tôt sans être précédée d'aucune douleur; elle fut plus abondante et d'un sang plus riche. Cette dame partit cinq jours après, jouissant d'une santé qui ne s'est plus dérangée, m'a-t-elle fait savoir l'année suivante par une malade qu'elle m'adressa, laquelle présentait à peu près la même affection, dont elle a aussi parfaitement guéri, ainsi que d'une leucorrhée déjà ancienne qui la chagrinait beaucoup.

VI. CATARRHE UTÉRIN.

Mme P***, âgée de trente-sept ans, d'une forte constitution, d'un tempérament lymphatique, très-blanche de peau, avait été guérie, en 1840, par les eaux de Luxeuil, d'une gastralgie qui durait depuis plus de deux ans. Sa seconde visite à nos eaux avait pour cause un écoulement leucorrhéique très-abondant, dont elle était tourmentée depuis trois ans, et qui avait résisté à tout ce qu'on avait employé pour le faire cesser. Son médecin s'était assuré que cet écoulement opiniâtre provenait de l'intérieur de l'utérus.

Je soumis cette malade à l'action des bains à 32 degrés, préparés avec de l'eau du Bain des Dames coupée avec l'eau ferrugineuse. Je fis prendre en même temps avec ce mélange des douches locales continues. Deux verres d'eau ferrugineuse furent bus pendant le bain ; elle en usait aussi aux repas, coupée avec du vin.

Dès les premiers jours, l'écoulement avait diminué. Au bout de quinze bains, il avait entièrement cessé. L'ayant fait reposer pendant six jours, je lui fis prendre douze nouveaux bains, après lesquels elle quitta Luxeuil se croyant tout à fait guérie.

Nota.—Je pourrais rapporter un grand nombre de guérisons de ces écoulements leucorrhéiques ; mais très-peu des personnes qui en étaient atteintes se sont présentées à nos bains pour cette affection seulement : elle accompagnait le plus ordinairement d'autres lésions ou en était un des symptômes. Presque tous les écoulements qui m'ont été déclarés ont cédé à un régime convenable et à l'administration de l'eau ferrugineuse prise en boisson et en bains.

VII. RHUMATISME MUSCULAIRE.

M. C***, ancien officier, âgé de soixante-six ans, d'une bonne constitution, d'un tempérament sanguin, fut obligé de quitter le service pour des douleurs rhumatismales du dos, des épaules, des bras et surtout des membres inférieurs, qui survenaient le plus ordinairement d'une manière brusque. Il avait été soumis, à différentes époques, à des médications qui ne produisirent que très-peu de soulagement ; mais il n'avait jamais eu recours aux eaux thermales. Depuis plusieurs années il ne pouvait marcher qu'à l'aide d'une canne.

Je lui conseillai des bains de piscine à la température de 36 degrés, dans lesquels il resta d'abord une heure, puis deux heures et quelquefois davantage. Pendant ce temps, il buvait cinq à six verres d'eau thermale la plus minéralisée.

Dans l'après-midi, il prenait des douches générales à un seul jet, sous lesquelles il finit par rester de vingt à vingt-cinq minutes.

Dès le dixième bain, il put cesser de s'appuyer sur sa canne-béquille, dont il ne pouvait se passer auparavant. Au vingtième, il eut une crise qui se traduisit par des urines abondantes et épaisses. Comme ce malade était d'une très-forte constitution, nous ne suspendîmes ni les bains ni les douches : les premiers furent pris au nombre de trente et les douches à celui de vingt.

Quand il quitta Luxeuil, il n'éprouvait plus de douleurs et partit complétement guéri, comme il me l'a assuré lorsqu'il revint à nos eaux, deux ans après, pour une entorse datant de quatre mois, dont il fut très-soulagé.

VIII. RHUMATISME VAGUE.

M. L***, âgé de trente-quatre ans, d'une constitution forte, d'un tempérament éminemment sanguin, propriétaire d'une brasserie importante, était affecté depuis sept ans d'un rhumatisme vague, très-douloureux, qui s'était porté sur presque toutes les parties du système musculaire. Il avait fait une chute deux ans auparavant, qui produisit un tiraillement considérable des ligaments de l'articulation du pied gauche. C'est dans cette partie que, depuis lors, les douleurs se firent le plus souvent ressentir. Il venait réclamer le secours des eaux, autant pour les douleurs continuelles qu'il ressentait dans cette articulation que pour son rhumatisme.

Il éprouvait un sentiment de froid presque continuel des extrémités inférieures, dont ni boissons ni frictions n'avaient pu le débarrasser.

Je lui fis prendre des bains à haute température, des douches générales et locales, ces dernières dirigées sur les extrémités pelviennes ; de l'eau du Bain des Dames en boisson, et dans la journée des tisanes diaphorétiques ; frictions sur l'articulation malade, avec la pommade camphrée et belladonée.

Le douzième jour, toute douleur avait disparu ; il n'éprouvait plus le froid excessif des pieds qui le tourmentait auparavant, et la douleur articulaire, qui déterminait à son arrivée aux eaux une légère claudication, avait complétement cessé. Il resta un mois à Luxeuil, temps pendant lequel il prit vingt-cinq bains et quinze douches.

IX. RHUMATISME LOMBAIRE.

M. R***, négociant, âgé de quarante-cinq ans, d'une bonne constitution, d'un tempérament bilioso-nerveux, avait été atteint trois ans auparavant d'une fièvre mucoso-bilieuse, qui finit par présenter les caractères d'une gastro-entérite avec un dévoiement qui résista aux moyens employés pendant près de deux ans. Depuis cinq à six mois, il prétendait être entièrement débarrassé de l'ancienne affection des voies digestives, bien que l'appétit ne fût pas encore franc, que les digestions ne se fissent que lentement et quelquefois d'une manière pénible.

Ce qui amenait M. R*** aux eaux était une faiblesse extrême des membres pelviens, qui ne lui permettait de marcher qu'à l'aide de béquilles; faiblesse due à un rhumatisme lombaire très-douloureux.

Il aimait beaucoup la chasse, et se livrait souvent à cet exercice dans des terrains marécageux, où il fut fréquemment exposé à un froid humide. Sa maladie était survenue deux ans auparavant, au retour d'une de ces chasses.

Il éprouvait encore quelquefois des douleurs d'entrailles, principalement dans les temps froids et humides, mais qui l'inquiétaient peu, parce que l'application de serviettes chaudes sur le bas-ventre et quelques gouttes de laudanum en lavement le soulageaient assez promptement.

La maigreur du malade, le défaut d'appétit, les digestions lentes et quelquefois pénibles, et surtout le retour de douleurs assez vives qu'il éprouvait sous l'influence de certaines variations atmosphériques, me firent penser que le rhumatisme ne se bornait pas seulement à la région lombaire, mais que les organes abdominaux y participaient aussi.

Je prescrivis des bains de piscine à 35 degrés d'une heure à deux heures de durée ; pendant ce temps, il buvait deux ou trois verres d'eau thermale. Au bout de quelques jours, je fis administrer des douches en arrosoir sur les lombes, l'abdomen et les extrémités inférieures. Après le sixième bain, M. R*** m'annonça qu'il ne souffrait plus ; qu'il ressentait beaucoup plus d'appétit : il lui semblait aussi avoir plus de force dans les jambes et de facilité à marcher. Nous n'avions donc qu'à continuer les moyens simples qui paraissaient si bien nous réussir. Au dixième jour, M. R*** marchait sans béquilles. Les jours suivants, l'amélioration continuait, les digestions étaient parfaites, bien qu'il mangeât assez copieusement ; le sommeil était excellent ; ses forces lui permettaient de faire des promenades de plusieurs heures, sans fatigue et sans le secours d'une simple canne. Enfin, il partit dans un excellent état de santé, après avoir pris 25 bains et 18 douches. J'appris un an après qu'il n'avait point eu de récidive.

X. RHUMATISME ARTICULAIRE.

Jean-Baptiste B***, garçon de ferme, âgé de trente-deux ans, d'une bonne constitution, d'un tempérament nervoso-bilieux, avait été atteint deux ans avant, à la suite d'un refroidissement subit, de malaise général, de fièvre, etc., qui disparurent après quelques jours de repos. Se croyant en état de reprendre ses rudes travaux, il s'exposa trop tôt à la fatigue et à l'intempérie atmosphérique ; ce qui détermina des douleurs déchirantes dans toutes les grandes articulations, principalement dans celles des genoux. Les divers plans aponévrotiques furent aussi très-affectés. L'agitation, l'insomnie, jointes aux angoisses morales, le tourmentèrent horriblement pendant les quinze premiers jours. Ayant bu abondamment d'une tisane sudorifique, il transpira beaucoup et se trouva un peu soulagé. Quelque temps après, il y eut une seconde rechute, avec des douleurs tout aussi intenses que la première fois. Cet état dura près de deux mois, et finit cependant par céder en partie ; mais la station et la marche étaient impossibles sans le secours des béquilles.

La santé générale avait beaucoup souffert ; cet homme, qui était fort et vigoureux avant sa maladie, était devenu maigre, pâle et d'une extrême débilité. Il y avait aussi un gonflement très-sensible aux deux genoux. C'est dans cet état qu'il se présenta à Luxeuil.

Je commençai par lui faire prendre des bains tempérés de piscine, dans lesquels je l'engageai à rester aussi longtemps qu'il s'y trouverait bien. Il buvait de cinq à six verres d'eau minérale, qu'il digérait parfaitement, et bientôt il en but jusqu'à huit verres pendant la durée de son bain, dans lequel il restait toujours au moins deux heures. Je lui ordonnai de prendre dans la journée deux ou trois tasses d'infusion de bourrache, et je lui prescrivis un régime tonique.

Après le quatrième bain, je lui fis prendre des douches générales d'un quart d'heure, ordonnant au doucheur de les diriger, pendant les cinq dernières minutes, sur les extrémités inférieures.

Au quinzième jour, je remplaçai les douches par des bains de vapeur de 20 minutes, pris dans l'après-midi. Déjà il allait beaucoup mieux ; l'embonpoint commençait à revenir, la pâleur avait disparu, les genoux n'étaient plus gonflés, et il pouvait faire quelques pas sans appui. Après le deuxième bain de vapeur, il se manifesta une crise, par la transpiration et les urines, qui devinrent abondantes et très-chargées.

Cette crise dura dix jours. Le malade, tout en allant beaucoup mieux, se sentait fatigué ; ce qui m'obligea à le laisser reposer pendant six jours. Après ce repos, je lui fis encore prendre dix bains et huit douches. Enfin, après quarante-cinq jours passés à Luxeuil, le malade partit dans un tel état d'amélioration, qu'il pouvait marcher très-bien à l'aide d'une simple canne.

L'année suivante il revint à nos eaux. Il me dit qu'il avait repris ses travaux, mais que pendant l'hiver il avait eu une petite rechute, et que, ressentant encore de légères atteintes, pendant les temps froids et humides, il venait me prier de lui continuer mes soins pour achever sa guérison.

Cette deuxième saison a eu tout le succès désiré. Ce brave garçon m'a fait savoir, six mois après, qu'il était complétement guéri.

XI. PARALYSIE DES MEMBRES INFÉRIEURS.

La nommée M. M***, âgée de vingt-deux ans, d'une constitution forte, d'un tempérament nervoso-sanguin, femme d'un pauvre ouvrier, avait eu, dix-huit mois avant de venir aux eaux, une grande frayeur causée par l'incendie de la maison qu'elle habitait. Cette femme, se sauvant presque nue et sans chaussure, tomba évanouie, exposée à un air très-froid, et resta ainsi assez longtemps avant qu'on songeât à s'occuper d'elle. On la transporta enfin chez une voisine, dans un état des plus alarmants ; les règles, qu'elle avait alors, se supprimèrent ; il survint différents accidents, qui pendant quelque temps firent craindre pour les jours de la malade.

Lorsque sa vie fut hors de danger, elle se plaignit des fortes douleurs qu'elle éprouvait dans presque toutes les articulations, mais principalement dans celles des genoux et des pieds, où l'on remarquait beaucoup de rougeur et un gonflement considérable, qui, combattus assez énergiquement, ne tardèrent pas à disparaître ; mais la station et la marche devinrent impossibles. Les digestions, depuis son accident, étaient languissantes ; le sommeil était souvent interrompu et plus fatigant que réparateur. C'est dans cet état que cette pauvre femme vint réclamer le secours de nos eaux.

Je lui fis prendre des bains très-tempérés de piscine, dans lesquels elle restait près de deux heures. Je la mis à l'usage de l'eau thermale, qu'elle buvait en abondance, coupée avec du lait. J'ordonnai aussi des douches légères, en arrosoir, sur les articulations des membres pelviens.

Vers le dixième jour, il y avait déjà de l'amélioration : les digestions se faisaient facilement, le sommeil devint calme et tranquille ; mais la marche était toujours impossible. Au quinzième bain, le mieux était encore plus sensible : les genoux avaient plus de force, elle pouvait se tenir debout étant appuyée. Continuation des mêmes moyens, en augmentant cependant un peu la chaleur du bain, la force et la durée des douches. Après vingt-cinq bains et vingt douches, elle cessa l'usage des eaux. Il y avait alors une grande amélioration. Ayant eu occasion de la voir six semaines après, je la trouvai pouvant faire quelques pas. Tous les jours elle put marcher un peu plus; et enfin sa guérison était parfaite trois mois après. La menstruation se rétablit, et depuis cette femme s'est toujours bien portée.

XII. HYDARTHROSE DES GENOUX.

M. M***, âgé de cinquante ans, d'une constitution faible, d'un tempérament nerveux, s'est toujours livré à la culture de ses terres. Ce malade avait d'abord été atteint de rhumatismes articulaires très-douloureux, qui finirent par se calmer, mais qui laissèrent de la gêne dans la marche. Il accusait aussi de la douleur dans les articulations des pieds et des genoux, surtout du côté droit. L'ayant examiné, je trouvai les genoux très-gonflés, et la percussion m'y fit reconnaître un épanchement manifeste. Quant aux articulations des pieds, elles ne présentaient rien de sensible à l'œil ni au toucher.

M. M*** avait employé bien des choses sans avoir obtenu le moindre soulagement; il lui semblait, au contraire, que le volume des genoux augmentait depuis quelque temps.

Je lui fis prendre des bains à 35 degrés et des douches légères, en arrosoir, sur toute l'étendue des membres pelviens. Je remplaçai ensuite les douches par des bains de vapeur.

Les bains tempérés duraient d'une à deux heures, temps pendant lequel il buvait quatre à cinq verres de l'eau la plus minéralisée. Je fis faire sur les genoux des frictions avec une pommade dans laquelle entrait l'onguent mercuriel double, l'hydrate de chaux, le sel ammoniaque et le soufre sublimé.

Au quinzième jour, il n'y avait plus de gonflement : les genoux paraissaient dans l'état le plus normal ; le malade n'éprouvait plus aucune douleur. Il acheva sa saison de vingt-un bains et partit. J'ai su depuis qu'il avait continué à se très-bien porter.

XIII. GASTRALGIE CHRONIQUE.

Tous les praticiens savent combien il est difficile de distinguer, dans la plupart des cas, les affections nerveuses de celles qui participent de l'état phlegmasique, surtout lorsqu'il est question des lésions des voies digestives. C'est pourquoi je me suis attaché, dans les observations que je vais présenter des névroses de l'appareil digestif, à ne citer que celles dont le diagnostic me paraît le mieux établi.

Mlle D***, âgée de vingt-trois ans, d'une constitution faible, d'un tempérament nerveux bien tranché, présentait depuis plus de deux ans des symptômes prononcés de gastralgie, se manifestant par le pyrosis ou par des crampes d'estomac dont on la soulageait un peu par de fortes pressions sur la région épigastrique. Tantôt il y avait inappétence pour toute espèce d'aliments ; d'autres fois une faim excessive, qu'elle satisfaisait assez souvent sans en souffrir ; mais quelquefois aussi la moindre ingestion d'aliments produisait des éructations acides douloureuses et des vomissements le plus ordinairement suivis de défaillance. Le pouls était déprimé, mais assez régulier. Elle était presque toujours triste et très-irascible, bien que d'un caractère habituellement doux et très-disposé à la gaîté.

Des symptômes hystériques se joignaient presque périodiquement à ceux de la névrose des voies digestives. Cette demoiselle conservait assez d'embonpoint; la langue était rose, la bouche un peu pâteuse; l'évacuation menstruelle, sans être abondante, était régulière.

Six bains tempérés de 33 à 34 degrés furent pris avant l'époque menstruelle, laquelle avança de deux semaines, ce qui nous obligea à un repos de cinq jours. A la reprise du traitement, les bains furent d'abord très-courts; mais bientôt ils purent être supportés sans fatigue pendant plus de deux heures : l'eau savonneuse fut donnée en boisson, d'abord coupée avec une infusion de tilleul édulcorée avec le sirop de gomme, puis elle fut prise seule. Enfin, la malade finit par très-bien supporter celle du bain des Cuvettes. Une douzaine de douches écossaises furent administrées sur les épaules, le dos, le bassin et les extrémités inférieures. Le régime alimentaire consistait en des potages au lait, des fécules, des végétaux bien cuits, des viandes rôties, un peu de poisson grillé et des compotes de fruits.

Dès les premiers jours il y eut de l'amélioration; tous les symptômes diminuèrent progressivement; l'appétit devint régulier, l'embonpoint et les forces augmentèrent de manière à pouvoir faire des promenades assez longues.

Après un séjour d'un mois à Luxeuil, elle partit, convaincue qu'elle était, sinon entièrement guérie, du moins en grande voie de guérison.

J'ai appris que cette demoiselle s'était mariée et jouissait d'une parfaite santé.

XIV. GASTRO-ENTÉRALGIE.

M. G***, âgé de soixante-cinq ans, d'une constitution sèche, d'un tempérament essentiellement nerveux, ancien militaire, maintenant cultivateur très–aisé, avait été atteint, cinq ans auparavant, d'une phlegmasie des voies digestives, à laquelle une espèce d'empirique appliqua un traitement très-peu rationnel, et conseilla ensuite un régime qui ne pouvait que perpétuer cette irritation. Ce malade avait été un peu soulagé par les eaux de Luxeuil et par celles de Plombières. Voici quel était son état, lorsqu'en 1846 il revint à Luxeuil pour la deuxième fois :

Après l'ingestion des aliments, il éprouvait des crampes de l'estomac et surtout des chaleurs brûlantes très-doulou-reuses, auxquelles succédaient des douleurs assez vives des intestins. Il y avait une constipation des plus opiniâtres ; l'estomac était douloureux à la pression, le pouls déprimé et intermittent.

Je fis commencer les bains à une température moyenne, et, comme dans l'observation précédente, j'en augmentai progressivement la durée. Après le cinquième bain, je fis prendre des douches en arrosoir, promenées sur tout le corps, excepté la région de l'estomac et le bas-ventre. L'eau des Cuvettes donnée en boisson fut très-bien digérée. Tous les jours il prenait des lavements de la même eau, qui firent disparaître la constipation au bout de 10 ou 12 jours.

Les symptômes diminuaient progressivement d'inten-sité ; cependant il y avait toujours un peu de douleur d'estomac après le repas, et quelquefois de légères coliques se faisaient sentir. Je lui ordonnai de prendre, après chaque repas, une cuillerée à café d'une potion préparée avec 5 centigrammes d'acétate de morphine dans 100 grammes d'eau distillée de laitue. Bientôt ces derniers accidents disparurent, et dès lors ce malade ne cessa d'aller de mieux en mieux. Il quitta Luxeuil après avoir pris 30 bains et 15 douches.

Je l'ai revu deux fois depuis : il me dit qu'en suivant le régime que je lui avais prescrit il s'était bien porté, mais qu'ayant voulu s'en écarter trop tôt, il avait été obligé d'y revenir, parce que les douleurs d'estomac et des intestins, ainsi que la constipation, avaient de la tendance à se reproduire.

XV. HYSTÉRIE.

Mme S***, âgée de cinquante ans, d'une constitution délicate, d'un tempérament nerveux. Ménopause à 47 ans, à la suite de laquelle cette dame eut une fièvre intermittente, qui s'est reproduite plusieurs fois. La fièvre intermittente fut remplacée par des symptômes hystériques qui m'étaient signalés par son médecin, dont elle me remit une lettre contenant l'exposition suivante de sa maladie :

« Perturbation fréquente des fonctions du système nerveux, découragement et faiblesse, spasmes, palpitations du cœur et des gros vaisseaux, dyspepsie, amaigrissement, fausses digestions, coliques, diarrhées bilieuses, etc., revenant par accès, brusquement, et disparaissant avec la même rapidité, pour faire place à l'apparence de la meilleure santé. »

Après deux jours de repos, je commençai par lui faire prendre des bains tempérés d'une heure ; tous les jours elle en augmenta la durée, de manière à y rester deux heures. Pendant son bain, elle prenait deux ou trois verres d'eau savonneuse, que je fis bientôt couper avec l'eau ferrugineuse. Dans l'après-midi, elle prenait des douches écossaises, d'abord de 5 minutes de durée, portées graduellement jusqu'à 12 minutes.

Cette médication, aidée d'un régime doux et de quelques promenades, produisit bientôt le plus heureux effet. Pas le moindre accident ne vint troubler cette amélioration, et au bout de 25 jours de traitement elle paraissait jouir de la meilleure santé.

Comme, avant de venir aux eaux, elle avait eu d'assez longues intermittences d'un état passable, je n'osais croire à son entière guérison. Je crus être confirmé dans ma crainte, lorsque je la vis l'année suivante entrer dans mon cabinet avec son mari ; mais ce fut pour m'assurer qu'elle ne revenait à Luxeuil que par reconnaissance et pour revoir les lieux où elle avait recouvré la santé.

Un an après cette dernière visite à nos eaux, je l'ai revue chez elle, à Lyon, continuant à se très-bien porter.

XVI. Palpitations du cœur (cardiopalmie).

Le jeune Henri La G***, âgé de neuf ans, d'une bonne constitution, d'un tempérament nerveux, avait été, trois ans auparavant, atteint d'une fièvre muqueuse dont il avait très-bien guéri.

Un an avant son arrivée à Luxeuil, il avait eu une pleurésie qui fut combattue par un traitement antiphlogistique.

A cette pleurésie succédèrent des palpitations pour lesquelles on administra des préparations de digitale. Son
médecin crut d'abord à une affection organique du cœur;
mais bientôt rassuré, et reconnaissant une névrose de la
circulation, il l'envoya à Luxeuil, jugeant qu'une saison
des eaux le préparerait à une entière guérison. Le pouls
battait 120 fois par minute, et souvent d'une manière violente et tumultueuse.

Lorsque je vis cet enfant pour la première fois, je l'examinai avec la plus grande circonspection, tant par l'auscultation que par la percussion. Partageant complétement le
diagnostic de son médecin, dont au reste je connais la
haute capacité, je ne balançai pas à lui faire prendre des
bains, tout en le soumettant à un régime adoucissant et à
un exercice très-modéré.

Je le fis placer dans la case la moins chaude du Bain-
Gradué. Je ne l'y laissai d'abord que pendant une demi-
heure. Les jours suivants, il y resta un peu plus longtemps,
mais néanmoins jamais plus d'une heure. Il ne buvait
qu'une petite quantité de l'eau de la fontaine d'Hygie.

Tous les jours j'examinai mon jeune malade avec attention. Au bout du dixième bain, il était beaucoup mieux;
son pouls ne battait plus que 100 fois. Après 21 bains, il
était mieux encore, et le pouls était descendu à 95 pulsations.

L'année suivante on m'amena le jeune Henri, qui continuait à jouir d'une bonne santé. Mais les parents, conser-
vant toujours quelque inquiétude, craignaient le retour des
palpitations. Il reprit donc une deuxième saison de bains,
qui ne fit que consolider sa santé.

XVII. NÉVROSE AFFECTANT DIFFÉRENTES FONCTIONS DE L'ORGANISME.

Mlle G. M***, âgée de trente-sept ans, rachitique, présentant une gibbosité considérable à la partie supérieure droite de la colonne vertébrale, avait joui jusqu'à l'âge de trente-trois ans d'une assez bonne santé, à part l'affection du rachis. A cette époque, un accident produisit sur cette malade une telle frayeur, qu'il en résulta dans l'innervation des accidents de toutes sortes qui se traduisirent, m'écrivait son médecin, par les symptômes suivants : « Vomissements de matières alimentaires mêlées de sucs gastriques, constipations, pyrosis, refroidissement habituel des extrémités, toux catarrhale, fréquents accès fébriles, faiblesse extrême des membres pelviens qui lui permettait à peine de marcher ; la menstruation manquait quelquefois, et lorsqu'elle avait lieu ce n'était jamais que faiblement. »

Son médecin, ayant lutté plusieurs années contre ce fâcheux état, n'obtenant presque plus d'amélioration, mais, au contraire, s'apercevant que quelques-uns des symptômes s'aggravaient, depuis surtout la cessation complète de l'écoulement périodique remontant à huit mois, prit le parti de l'envoyer aux eaux.

Je lui fis prendre d'abord des bains tempérés de 25 à 30 minutes, dont j'augmentai graduellement la durée et la température : au bout de dix jours, elle les prenait à 35 degrés et elle y restait sans fatigue pendant une heure et demie à deux heures. Elle buvait 3 ou 4 verres d'eau du Bain des Dames, coupée avec un peu d'eau ferrugineuse. La constipation fut combattue par l'eau des Cuvettes prise en lavement. Elle prenait aussi, depuis quatre jours, des douches générales en arrosoir, de 5 minutes seulement.

A cette époque, il y avait déjà beaucoup d'amélioration ; les forces revenaient, les vomissements avaient cessé dès les premiers jours, ainsi que la toux. Au bout du douzième bain, la menstruation reparut et fut aussi abondante qu'avant la maladie.

Après un repos de cinq jours, elle recommença les bains et les douches ; ces dernières furent portées à 12 minutes de durée. Au bout de quinze jours de cette seconde reprise de l'usage des eaux, il y eut une velléité de menstruation, mais qui n'eut pas de suite. Elle avait pris alors 27 bains et 15 douches.

Elle resta encore huit jours à Luxeuil, ne faisant usage des eaux qu'en boisson. Pendant ces huit jours, elle ne présenta aucun des accidents qui la tourmentaient depuis quatre ans.

J'en eus des nouvelles six mois après : elle avait continué à se bien porter, et la menstruation était parfaitement rétablie.

XVIII. CÉPHALALGIE ANCIENNE.

M. B***, d'une assez bonne constitution, d'un tempérament nerveux, faisant le commerce de soierie en grand, éprouvait des maux de tête presque continuels depuis quatre ans. Plusieurs médications restèrent sans succès ; les eaux de Bade et de Niederbronn ne produisirent pas plus de soulagement.

Ayant vu une personne qui avait été guérie par nos eaux d'une céphalée semblable à la sienne, il se décida à venir essayer d'en retirer les mêmes bénéfices.

Après avoir questionné et examiné attentivement le malade, je reconnus que son affection était due à des veilles prolongées, nécessitées par ses affaires commerciales ; à des contentions d'esprit qui avaient trop excité la sensibilité nerveuse. Ce qu'il me raconta de ses souffrances antérieures excluait dans ma pensée tout état phlegmasique du cerveau ou de ses membranes. Je m'assurai aussi que l'hérédité, les métastases goutteuses ou rhumatismales, ni aucune espèce de virus ne pouvaient entrer pour rien dans les maux de tête que M. B*** éprouvait.

Je lui prescrivis un régime presque tout végétal. J'exigeai le plus grand repos de l'esprit, et lui recommandai de ne jamais pousser ses promenades jusqu'à la fatigue. Après l'avoir fait reposer deux jours, je commençai par le faire baigner dans la case tempérée du Bain-Gradué pendant une heure d'abord, puis deux heures et même plus. Je fis appliquer sur la tête des compresses d'eau fraîche, tout le temps qu'il restait au bain, et boire trois verres de notre eau la plus minéralisée. Des douches en arrosoir furent aussi administrées sur tout le corps, excepté sur la tête. Je lui ordonnai, lorsque les douleurs se feraient sentir dans la journée, des lotions sur la tête avec un mélange d'eau distillée de laurier-cerise et d'éther acétique. Je combattis la constipation qu'il éprouvait avec l'eau thermale prise en lavements.

Je prescrivis aussi, en pilules, une petite quantité de sulfate de quinine, associé à l'extrait gommeux d'opium.

Après le cinquième ou sixième bain, M. B*** ne souffrait presque plus : les nuits étaient bonnes ; les digestions se faisaient bien, et cet état ne fit que s'améliorer le reste du temps qu'il passa à Luxeuil. Il partit après avoir pris vingt-cinq bains et quinze douches.

On pourrait attribuer la guérison de ce malade plutôt aux médicaments que je lui ordonnai qu'à l'action des eaux : je réponds à cela que des médications analogues avaient eu lieu plusieurs fois sans aucun soulagement.

XIX. SCIATIQUE.

Mme R***, âgée de soixante-deux ans, d'une bonne constitution, d'un tempérament nervoso-sanguin, depuis la ménopause, qui a eu lieu à cinquante ans, a éprouvé dans diverses régions de l'organisme des douleurs vagues nerveuses, paraissant à des intervalles plus ou moins réguliers, combattues sans grand succès par divers remèdes antispasmodiques. Les choses se passèrent ainsi pendant une dixaine d'années. Lorsqu'elle vint à Luxeuil, il y avait deux ans que la maladie était fixée sur le grand sciatique du côté gauche, où elle ressentait de violentes douleurs, depuis surtout qu'elle avait été exposée dans une voiture ouverte à l'action d'un air très-froid et humide.

Cette dame pouvait à peine marcher à l'aide de béquilles. La jambe du côté malade présentait un état œdémateux considérable, et quelquefois il s'y développait une inflammation érysipélateuse.

Ayant hâte de commencer un traitement dont elle attendait un grand soulagement, elle était à Luxeuil dès le 20 mai. Je lui fis prendre des bains à 35 degrés, d'une heure d'abord, puis de deux et davantage. Elle buvait pendant le bain 5 à 6 verres d'eau la plus minéralisée. Au bout de quelques jours, je lui fis administrer dans l'après-midi des douches générales d'un quart d'heure ; et, pendant les cinq dernières minutes, je les fis diriger sur toute l'étendue du nerf siége de la douleur.

Vers le dixième jour, il survint un érythème sur le corps, le bassin et les membres pelviens; érythème qui fut remplacé le quinzième jour par des sueurs générales abondantes qui durèrent six jours. A cette époque, cessation des bains et des douches; continuation des boissons. Pendant les dix ou douze jours qui suivirent, aucune douleur n'avait été ressentie, malgré le mauvais temps, qui fut presque continuellement froid et pluvieux. La jambe était revenue à l'état normal : plus de gonflement ni de rougeur.

La température s'étant améliorée, nous recommençâmes l'usage des bains et de quelques douches pendant encore dix jours, au bout desquels elle quitta Luxeuil dans un parfait état de santé, qui se continua, comme je l'ai su depuis.

XX. PARAPLÉGIE.

A. Q***, jardinier, âgé de quarante-trois ans, d'une forte constitution, d'un tempérament sanguin, porteur d'un certificat d'indigence. Ce malheureux avait toutes les fonctions sous-diaphragmatiques complétement paralysées. Il lui était impossible de se tenir debout, même avec des béquilles. Il attribuait ce misérable état, qui durait depuis seize mois, au travail pénible de son métier, auquel il s'était toujours livré, quel temps qu'il fît.

J'ordonnai des bains prolongés à 36 degrés; des bains de vapeur; des douches énergiques à un seul jet, promenées sur la colonne vertébrale, l'abdomen, le bassin et les cuisses. Comme les voies digestives étaient saines, je lui fis boire, pendant la durée du bain, de 7 à 8 verres de notre eau la plus minéralisée, dont il usait aussi aux repas.

Après quinze jours de ce traitement, le malade fut un

peu mieux ; ses mouvements étaient plus faciles ; il pouvait se tenir quelques instants debout, en s'appuyant, ce qu'il n'aurait pu faire auparavant, mais il lui était toujours impossible de faire un mouvement des jambes.

Il continua le même traitement pendant dix jours encore, et partit se trouvant mieux : il pouvait retenir plus facilement les garde-robes et les urines, qui auparavant étaient émises involontairement.

L'année suivante, ce malade revint à Luxeuil, pouvant marcher à l'aide de béquilles. Il me raconta que le mieux produit par les eaux avait continué au point qu'il avait pu se livrer à quelques petits travaux de jardinage. Quant aux urines et aux garde-robes, il en était tout à fait maître.

Je recommençai les moyens mis en usage l'année précédente. Cette fois les progrès de guérison furent si rapides, qu'après dix jours seulement il put faire de petites promenades sans béquilles. Tous les jours on s'apercevait que cet homme allait de mieux en mieux.

Enfin, au bout de vingt-cinq jours, il pouvait marcher pendant plusieurs heures sans éprouver de fatigue. Il faisait de longues promenades dans nos bois, en société d'un autre baigneur qui était venu se faire traiter à Luxeuil de rhumatismes qui lui permettaient à peine de marcher, et dont il fut promptement débarrassé à l'aide de nos bains et de nos douches.

XXI. HÉMIPLÉGIE DU COTÉ DROIT.

M. S***, âgé de trente-six, boulanger, d'une forte constitution, d'un tempérament sanguin. Cet homme avait été frappé d'une apoplexie cérébrale dix-huit mois avant de se

présenter à Luxeuil. Une médication énergique et ration-
nelle avait ramené progressivement l'action musculaire des
parties inférieures du côté droit paralysé, ainsi que la vue
de l'œil du même côté; mais tout ce qu'avait pu faire l'excellent praticien qui me l'adressait n'avait produit aucune
amélioration sur le bras.

Avant de commencer l'usage des eaux, je crus devoir
faire une assez large saignée à ce malade, qui me présentait tous les caractères d'une constitution extrêmement
pléthorique.

Je lui fis ensuite prendre des bains à 35 degrés, dans
lesquels il restait une heure et demie. Il buvait pendant ce
temps trois verres de l'eau du bain des Cuvettes. Plus tard,
je lui fis boire de l'eau plus minéralisée. Des douches assez
fortes furent dirigées sur la colonne vertébrale et le bras
paralysé.

Au quinzième jour de ce traitement, les mouvements du
bras étaient revenus au point de pouvoir mettre sa cravatte
et de porter la main sur la tête. Mais, à cette époque, le
malade éprouvant un peu de céphalalgie, le pouls étant
très-développé, je pratiquai une autre saignée et je le fis
reposer pendant trois jours.

Après ce temps, il recommença les bains et les douches.
Au vingt-cinquième bain, se trouvant tout à fait bien, il
partit.

XXII. RACHITISME.

La jeune Françoise B***, âgée de neuf ans, de faible
constitution, de tempérament lymphatique, ayant la face
étiolée et pâle, éprouvait une douleur constante de la cuisse

et de l'os des iles du côté droit. Cet état produisait une claudication considérable. La colonne vertébrale, courbée à la partie supérieure, produisait une gibbosité sous l'omoplate droite, qui de temps en temps était douloureuse, pour laquelle on avait infructueusement appliqué des ventouses et des vésicatoires. Cette enfant était très-sujette aux vers ; elle rendait fréquemment des ascarides et des lombrics. Jusqu'à l'âge de sept ans, elle avait presque toujours présenté un état fébrile. Vers cette époque, l'état fébrile cessa ; ce fut seulement alors qu'on s'aperçut que la hanche et l'épaule du côté droit étaient plus développées que celles du côté gauche, et que cette jeune malade avait la marche gênée et difficile.

Je fis prendre des bains de notre eau la plus minéralisée, à laquelle je faisais ajouter de l'eau ferrugineuse.

Cette dernière fut aussi donnée en boisson. Des douches en arrosoir furent promenées sur tout le corps. Je prescrivis un régime analeptique.

Après vingt-cinq jours de ce traitement et du régime prescrit, la jeune B*** présentait une grande amélioration : la peau était plus colorée et plus ferme ; ses yeux avaient plus de vivacité ; il n'y avait plus de claudication ; la gibbosité paraissait avoir diminué, ainsi que le gonflement de l'os des iles du côté droit. Pendant tout le temps qu'elle resta à Luxeuil, elle ne rendit point de vers d'aucune espèce. Elle prenait, vers la fin de son traitement, de l'exercice avec plaisir, tandis qu'auparavant elle y répugnait beaucoup.

Je la fis se reposer dans l'intention de recommencer une deuxième saison ; mais, un temps froid et pluvieux étant survenu, les parents désirèrent retourner chez eux. Je prescrivis un traitement à suivre chez elle, en recommandant de laisser un intervalle de quinze jours avant de le commencer.

Huit mois après, j'ai eu des nouvelles de cette petite malade, dont la santé était bien meilleure qu'avant son arrivée à Luxeuil.

XXIII. HÉPATITE CHRONIQUE.

Mme J***, âgée de trente-huit ans, d'une constitution forte, d'un tempérament nervoso-bilieux, habite les montagnes de la Suisse, où elle est propriétaire. Dix-huit mois avant son arrivée à Luxeuil, elle avait ressenti des douleurs sourdes dans la région hépatique. S'étant fait examiner par son médecin, celui-ci reconnut un engorgement considérable du gros lobe du foie.

Après quelque temps d'une médication assez active, les douleurs cessèrent, mais l'engorgement n'avait pas diminué. Son médecin l'engagea à se rendre aux eaux de Luxeuil, où il avait déjà envoyé plusieurs malades présentant des affections semblables, dont ils avaient été guéris ou au moins très-soulagés.

Lorsque j'examinai cette dame, je trouvai effectivement le gros lobe du foie très-développé, et, en l'explorant avec attention, je m'assurai qu'il présentait encore un peu de douleur vers sa partie concave.

Après l'avoir laissée se reposer pendant trois jours, lui avoir fait appliquer des cataplasmes émollients et boire quelques verres de tisane de saponaire avec addition d'un peu de carbonate de potasse, le toucher ne déterminant plus de douleur, je commençai à lui faire prendre des bains tempérés, dans lesquels elle resta pendant une heure et demie, mais que je portai bientôt à deux heures de durée. Pendant ce temps elle buvait, par petites portions, deux ou trois verres d'eau ferrugineuse. Aux repas, elle usait de cette même eau coupée avec un peu de vin. Dans la journée elle en buvait aussi un ou deux verres, en se promenant au jardin.

Au quatrième jour, je lui fis administrer des douches assez fortes, en arrosoir, dirigées sur tout le corps, et principalement sur les parties voisines de l'engorgement. Le soir, des bains de pieds synapisés; et, pour la nuit, application sur la région du foie de cataplasmes préparés avec de la carotte râpée, après avoir préalablement fait une friction avec la pommade mercurielle. Des procédés analogues avaient été souvent employés avant son arrivée aux eaux; mais le volume du foie était resté le même.

Au dixième bain, l'engorgement avait beaucoup diminué. Au vingtième, il avait presque entièrement disparu; enfin, au bout d'un mois de séjour à Luxeuil, elle était tout à fait bien. Pendant ce temps, elle avait pris vingt-cinq bains et vingt douches.

Dans la même saison, j'eus à soigner deux autres de ses compatriotes, atteints de la même affection, et dont le traitement eut des résultats tout aussi heureux.

XXIV. SPLÉNITE CHRONIQUE.

Mme C***, âgée de trente-trois ans, d'une bonne constitution, d'un tempérament bilieux, était récemment arrivée de l'Algérie. Pendant les six années qu'elle a séjourné en Afrique, elle avait plusieurs fois été atteinte de fièvres intermittentes, dont les premières cédèrent au sulfate de quinine. La dernière, accompagnée de diarrhée dyssentérique, ayant opiniâtrément résisté au spécifique, les médecins lui conseillèrent de retourner en France. Peu de temps après son arrivée dans son pays natal, la fièvre intermittente et la diarrhée ne tardèrent pas à disparaître; mais il restait un engorgement considérable de la rate, compliqué de douleurs sourdes du rein gauche.

Elle accusait aussi une irritation dans la région utérine et un écoulement leucorrhéique abondant; quelques symptômes d'hystérie se manifestaient aussi quelquefois.

Avant de commencer à lui faire suivre le traitement des eaux, je voulus combattre par les moyens ordinaires les quelques symptômes d'inflammation qu'elle présentait.

Au bout de douze jours, la trouvant convenablement disposée, je lui fis prendre des bains tempérés, dans lesquels elle commença par rester une demi-heure, puis une heure, une heure et demie et même davantage. L'eau ferrugineuse fut donnée en boisson, même aux repas. Je prescrivis des douches en arrosoir sur le dos, les lombes, le bassin et les cuisses; un régime tonique, des frictions mercurielles et iodées sur la région de la rate.

Cette dame ne tarda pas à se trouver mieux; les petites douleurs sourdes de la région rénale disparurent d'abord, puis celles du bas-ventre. La leucorrhée avait aussi beaucoup diminué. Le volume de la rate resta le même pendant les dix premiers bains; mais, l'état général devenant de jour en jour plus satisfaisant, cette dame avait l'espérance de son entière guérison. Son attente ne fut point trompée, car, au quinzième bain, elle m'annonça qu'il y avait une diminution sensible dans le volume et la dureté de l'organe hypertrophié. Je trouvai cette diminution moins considérable que ne l'annonçait la malade ; cependant il y avait de l'amélioration. Mme C*** put dès lors faire d'assez longues promenades, qu'elle prolongea tous les jours davantage. Au vingt-cinquième bain, l'engorgement avait diminué de plus de moitié. La menstruation étant survenue, je fis reposer la malade pendant six jours, après lesquels elle prit encore dix bains et quelques douches, qui firent entièrement disparaître l'engorgement de la rate.

J'ai appris qu'elle jouissait d'une très-bonne santé, lorsque, quatre mois après son retour des eaux, elle avait été rejoindre son mari en Algérie.

XXV. CONCRÉTIONS URINAIRES.

Mlle T***, âgée de trente-neuf ans, d'une constitution forte, d'un tempérament lymphatique, n'est chargée d'aucun travail pénible. Depuis longtemps elle rendait de petits graviers rouges, dont la présence ne s'était manifestée, pendant les premiers mois, par aucune douleur ; mais, depuis plus d'un an, elle éprouvait assez fréquemment des douleurs néphrétiques très-vives, qui survenaient brusquement et qui ne cessaient que lorsque des concrétions urinaires, en assez grande quantité, étaient rendues avec les urines. Ces dernières, quelquefois, n'étaient émises que très-difficilement et pour ainsi dire goutte à goutte.

Le lendemain de son arrivée à Luxeuil, cette demoiselle ressentit de grandes douleurs dans les lombes et la région des reins, ainsi que dans la direction des uretères, avec un sentiment très-pénible de courbature dans la région antérieure des cuisses. Il y avait impossibilité d'émettre les urines; ce qui m'obligea de recourir à la sonde pour vider la vessie, qui était saillante au-dessus du pubis et très-douloureuse.

Je lui fis prendre tout de suite un bain chez elle, dans lequel je la laissai pendant deux heures. Dans la soirée, elle urina très-bien et rendit une grande quantité de graviers, dont quelques-uns avaient la grosseur d'un grain de millet. Je les examinai et les trouvai presque entièrement composés d'acide urique.

Les jours suivants elle put descendre à l'établissement et rester dans la piscine tempérée pendant deux ou trois heures. Elle y buvait de six à sept verres d'eau minérale, quelquefois pure, d'autrefois coupée avec une décoction de queues de cerises. Je la mis à un régime presque tout végétal, ne lui permettant aux repas que de la bière légère coupée avec de l'eau minérale. Je prescrivis aussi des douches en arrosoir dirigées sur la région lombaire.

Les huit premiers jours elle rendit une grande quantité de graviers assez gros, et sans aucune espèce de douleur.

Pendant son séjour aux eaux, elle prit 25 bains et 15 douches. Je la revis huit mois après ; elle n'avait presque plus rendu de graviers, et, lorsque cela arrivait, c'était toujours sans douleur. Il y avait une grande amélioration.

Je crois devoir ajouter à cette observation un fait dont il faut attribuer l'honneur à l'heureuse influence de nos eaux thermales :

M. de V. F***, ancien officier de la maison du roi Charles X, âgé de quatre-vingt-dix ans, d'une bonne constitution, d'un tempérament nerveux, a toujours joui d'une excellente santé ; troublée cependant depuis quelques an-

nées par des douleurs de reins qu'il croyait être rhumatismales.

Je lui fis suivre le traitement ordinaire des eaux ; c'est-
à-dire qu'il prit les 21 bains qui composent une saison. Il
reçut une dixaine de douches, dirigées principalement sur
la région lombaire, et but chaque matin 3 ou 4 verres
d'eau du bain des Cuvettes. Pendant son séjour à Luxeuil,
il n'éprouva pas la moindre douleur.

Peu de jours après sa rentrée chez lui, M. de V. F***
m'écrivit qu'il venait de rendre, sans aucune espèce de
douleur, un petit calcul de la grosseur d'un haricot ; il me
demandait quelques conseils, que je m'empressai de lui
envoyer. — Ceci se passait en 1849.

M. de V. F*** revint à Luxeuil en 1850, plutôt, disait-
il, par reconnaissance pour nos eaux que par nécessité,
parce qu'il avait joui d'une excellente santé depuis un an.
Il prit ses 21 bains, quelques douches, ses 3 ou 4 verres
d'eau par jour, et retourna chez lui.

Comme l'année précédente, je reçus une lettre de M. de
V. F***, dans laquelle il m'annonçait qu'il venait de rendre
un nouveau calcul, de la même manière que le premier,
et tout aussi gros. Dans le courant de l'hiver, une troisième lettre m'apprit qu'il en avait encore rendu un
nouveau, semblable aux deux précédents, et sans douleur.

J'ai vu le premier de ces calculs, qui est de couleur
grise, et dont la base est le phosphate ammoniaco-magné-
sien. Il est probable que les deux autres sont composés des
mêmes principes.

XXVI. AFFECTION CHRONIQUE DE L'UTÉRUS.

Mme M***, âgée de trente-deux ans, d'une constitution forte, d'un tempérament lymphatique, disait avoir été soignée pour une affection rhumatismale des organes de la génération et des voies urinaires.

Le facies de Mme M***, la démarche gênée et l'écoulement leucorrhéique qu'elle présentait depuis son unique accouchement, datant de trois ans, me firent soupçonner quelque lésion de l'organe utérin. Elle n'avait pas voulu se soumettre à l'examen de son médecin; mais une sage-femme qui l'avait touchée déclara d'une manière vague qu'il y avait de l'inflammation.

Deux jours avant son arrivée à Luxeuil, elle avait souffert plus que d'habitude. Je palpai la région utérine à travers les parois du bas-ventre; je n'y trouvai ni douleur ni gonflement. Je n'en déclarai pas moins à son mari que je croyais cet organe malade. Il m'engagea à m'en assurer par le toucher. Je trouvai le globe utérin abaissé, le col placé très-en arrière, entouré d'un bourrelet considérable et d'une dureté squirrheuse; il était entr'ouvert et laissait échapper un fluide abondant, assez consistant et de couleur jaune.

J'ordonnai des bains tempérés d'une heure, en boisson de l'eau peu minéralisée (de la fontaine d'Hygie). Après le sixième bain, la malade se trouvait mieux. Cependant l'utérus était tout aussi bas, le col à peu près dans le même état; mais le toucher ne déterminait aucune douleur.

Je prescrivis des douches sur le bas du dos, le bassin et les cuisses; des bains préparés avec l'eau ferrugineuse et celle du Bain des Dames; l'eau ferrugineuse en boisson, et des douches locales de cette dernière eau.

J'examinai la malade après le douzième bain; je trouvai une amélioration sensible : l'utérus était remonté et son col revenu plus en avant, le bourrelet avait beaucoup diminué de volume et de dureté. Cette dame m'assura aussi que son écoulement était moins fort et moins coloré. Son teint ne présentait plus cette couleur paille que l'on remarque si souvent dans ce genre d'affection. Toutes les fonctions se faisaient mieux.

Nous continuâmes le même traitement pendant une dizaine de jours encore. A cette époque, le toucher me convainquit de la prochaine guérison de ma malade. Le col était à peu près à l'état normal, l'écoulement avait entièrement cessé. Le lendemain, la menstruation eut lieu sans être, comme auparavant, précédée de douleurs et de malaise.

J'ai revu cette dame deux ans après, jouissant de la plus brillante santé.

XXVII. MÉTRITE CHRONIQUE.

Mme R★★★, âgée de quarante ans, d'une constitution forte, d'un tempérament sanguin, n'a aucun état et vit dans l'aisance. Une lettre de son médecin me signalait l'état suivant : Métrite qui datait déjà de quelques années; l'utérus présentait un engorgement volumineux; le col était à peu près effacé, l'orifice dilaté, béant, et son pourtour parcouru par des végétations excoriées qui exhalaient sans cesse un mucus abondant. Mon confrère pensait qu'aucun virus n'entrait dans les causes de cette affection.

Prescription : Bains tempérés d'une heure ; eau du bain des Cuvettes en boisson, deux verres d'abord, pour arriver progressivement à en boire de quatre à cinq verres ; tous les jours, augmenter la durée du bain de manière à y rester deux heures ; douches utérines avec l'eau du bain des Dames.

Au bout de cinq jours, j'examinai cette malade, qui se croyait un peu mieux ; je la trouvai à peu près dans le même état.

J'ordonnai des douches à un seul jet sur la partie postérieure du tronc, le bassin, les cuisses et les jambes. Ces douches furent portées successivement de cinq minutes à quinze.

Après le douzième bain, nouvel examen ; cette fois je trouvai un mieux sensible : l'engorgement me parut avoir beaucoup diminué, le col de l'utérus était mieux formé, les végétations s'étaient affaissées, l'écoulement du mucus, qu'elles fournissaient si abondamment, n'existait presque plus. La santé générale paraissait très-bonne. Je l'examinai de nouveau au vingtième bain : l'amélioration était plus grande encore. La malade, à laquelle je voulais faire prendre quelques jours de repos, ne se sentant pas fatiguée, désira continuer ; ce qu'elle fit encore pendant huit jours. La menstruation étant survenue, elle cessa de prendre les bains et les douches, mais elle continua à boire de l'eau minérale pendant les cinq jours que dura l'écoulement menstruel. Au bout de ce temps, l'ayant examinée, je la trouvai dans un état très-satisfaisant : l'utérus était presque revenu à son volume normal, le col était bien prononcé, plus d'ulcérations, par conséquent, cessation de l'écoulement qui en provenait ; santé générale parfaite.

Cette dame, qui est de Lyon, avait bien quelque désir de continuer l'usage des eaux pendant douze ou quinze jours encore, afin de n'être pas obligée de revenir une deuxième fois ; mais, le mauvais temps étant survenu, elle se décida à partir.

Je l'ai revue chez elle l'année suivante ; elle m'assura, ainsi que son médecin, que la guérison était parfaite.

XXVIII. MÉTROPTOSE COMPLIQUÉE DE LEUCORRHÉE.

Mme J***, âgée de vingt-neuf ans, d'un tempérament lymphatique et d'une constitution délicate, avait éprouvé des douleurs assez vives dans le bas-ventre, dix-huit mois avant de venir à Luxeuil, époque à laquelle elle perdit une petite fille, dont la maladie avait exigé des soins longs, incessants et fatigants. Depuis lors, Mme J*** éprouvait un état de gêne et de la pesanteur au périnée ; plusieurs fois, la matrice était sortie de la vulve, présentant chaque fois une assez vive inflammation de son col. Pour remédier à l'abaissement de l'utérus, son médecin fit à différentes reprises l'application d'un pessaire, qui ne put être supporté.

Lorsque cette malade vint me consulter, elle était très-faible, pâle, n'ayant ni appétit, ni sommeil et tourmentée par un écoulement leucorrhéique très-abondant. La matrice était tout à fait à l'entrée de la vulve, mais son col n'était ni douleureux ni enflammé.

Dix mois avant son arrivée aux eaux, Mme J*** avait eu une métrorrhagie qui fut arrêtée par des injections astringeantes, et par l'application sur le bas-ventre et les cuisses de linges trempés dans l'eau froide acidulée. Depuis cette hémorrhagie, la malade éprouvait fréquemment des besoins subits d'uriner qu'il lui était impossible de ne pas satisfaire à l'instant. Tout ce qui avait été essayé pour remédier à cette gênante infirmité avait échoué.

La médication hydro-thermale consista en bains ferrugineux tempérés, en douches révulsives en arrosoir, en irrigations vaginales fraîches, et à l'usage de l'eau ferrugineuse en boisson.

Après vingt-deux jours de traitement, la guérison paraissait être complète; les besoins d'uriner pouvaient être facilement maîtrisés ; la leucorrhée avait entièrement cessé ; la pâleur avait disparu ; l'appétit et le sommeil étaient excellents, la matrice était remontée, et la malade n'éprouvait plus la gêne ni la pesanteur qu'elle ressentait en arrivant à Luxeuil.

Je revis cette dame six mois après : sa santé était très-bonne, à part un léger écoulement vaginal, pour lequel elle avait l'intention de revenir prendre quelques bains ferrugineux; mais le choléra qui régna pendant la saison de 1854, aux environs de Luxeuil, l'en empêcha.

XXIX. MÉTRORRHAGIE.

Mme G***, âgée de trente-sept ans, d'un tempérament nerveux, d'une bonne constitution, n'étant obligée à aucun travail, mère de cinq enfants, dont le plus jeune avait six ans, avait, depuis quatre ans, des métrorrhagies assez fréquentes qui duraient de trois à huit jours, et même quelquefois davantage, sans être accompagnées de douleurs, mais laissant après elles une grande prostration. Son médecin me signalait un léger écoulement leucorrhéique et un peu d'engorgement du col de l'utérus. La menstruation était toujours accompagnée de la perte de beaucoup de caillots.

Lorsque la malade se présenta à moi, elle avait l'apparence de jouir d'une bonne santé, rien dans les traits n'annonçait qu'elle fût malade. Cependant elle m'assura éprouver beaucoup de faiblesse depuis huit jours surtout, époque de la dernière perte ; de plus, elle se plaignit d'avoir la vue faible, de manquer d'appétit et de marcher avec peine.

Je prescrivis des bains tempérés d'eau ferrugineuse, des irrigations vaginales ferrugineuses à la température de 25 degrés ; un verre d'eau ferrugineuse en boisson pendant la durée du bain, et deux verres les jours suivants ; eau gazeuse ferrugineuse aux repas, coupée avec un peu de vin.

Après le sixième bain, il y avait déjà de l'amélioration : le sommeil et l'appétit étaient meilleurs ; les forces avaient augmenté.

Pendant que Mme G*** prenait son huitième bain, elle éprouva un tremblement nerveux auquel elle n'était point sujette, et dont elle ignorait la cause. Elle continua à baigner les jours suivants à la même température : ce tremblement nerveux ne se reproduisit plus.

La menstruation eut lieu après le dixième bain, dura quatre jours, et cette fois sans caillots ni trop de perte de sang. Après son quatorzième bain, des affaires l'obligèrent à une absence de douze jours. A son retour, elle recommença le traitement déjà suivi, et prit encore dix bains, au bout desquels l'époque menstruelle l'obligea de cesser l'usage des eaux, excepté en boisson. Cette fois encore, il n'y eut point de caillots et tout se passa régulièrement. Huit jours après, elle retourna chez elle, se trouvant parfaitement bien.

J'ai revu depuis et j'ai eu souvent des nouvelles de cette dame, qui a continué à jouir d'une très-bonne santé.

XXX. CHLORO-ANÉMIE.

Mlle Ch., couturière, âgée de vingt-sept ans, d'une constitution délicate, d'un tempérament nervoso-lymphatique, éprouvait une faiblesse telle, depuis sept à huit ans, que le moindre travail lui devenait pénible. Elle ne pouvait soutenir une marche de plus de dix ou douze minutes. Il y avait du trouble dans la circulation, de l'intermittence dans le pouls, de la cardiopalmie, de l'insomnie, un appétit bizarre, de mauvaises digestions, et une constipation opiniâtre. Ce qui la désolait le plus, c'était une abondante leucorrhée, à laquelle elle attribuait son état de faiblesse.

Je lui fis prendre des bains ferrugineux à une température aussi basse qu'elle put la supporter (31 à 32°). Les bains étaient d'une heure de durée, temps pendant lequel la malade buvait deux verres d'eau ferrugineuse, coupée avec un peu de lait. Elle faisait également usage de cette eau aux repas, mais coupée avec une décoction d'orge. Eau des Cuvettes en lavement.

Après le quatrième bain, je prescrivis des douches générales en arrosoir, à la température de 35 à 36 degrés, et des irrigations-vaginales pendant le bain.

Au bout de huit à dix jours, cette malade n'éprouvait plus de palpitations de cœur ; le pouls était plus fort, régulier et sans intermittences ; l'appétit commençait à devenir plus franc ; l'écoulement était plus consistant, mais il était encore assez abondant ; la faiblesse n'était plus aussi grande, car la malade pouvait faire, sans fatigue, plusieurs fois le tour du jardin des Bains, dont l'étendue est de plusieurs hectares. Les garde-robes étaient aussi beaucoup plus faciles.

Les mêmes moyens furent continués jusqu'au vingtième jour. A cette époque, l'écoulement menstruel parut, fournissant un sang plus riche en couleur. La malade cessa tous nos moyens de médication, excepté de l'eau ferrugineuse dont elle continua de faire usage en boisson.

Après cinq jours de repos, le traitement fut repris, pendant huit jours encore ; mais au bout de ce temps quelques palpitations du cœur étant survenues, avec un peu d'écoulement leucorrhéique, qui cependant avait entièrement disparu depuis une dizaine de jours, je fis cesser les bains et les douches, parce que je soupçonnai que la malade en était un peu fatiguée, et que les légers accidents qui étaient survenus pouvaient être attribués à cette fatigue. Au bout de quatre jours d'un repos parfait, elle était tout à fait remise, et quitta Luxeuil avec une telle amélioration de santé qu'elle se considérait comme étant guérie.

XXXI. CHLOROSE COMPLIQUÉE.

Mlle F***, âgée de trente-deux ans, rentière ; d'une faible constitution et d'un tempérament lymphatique exagéré, habitant le même pays que la malade qui fait le sujet de l'observation précédente, étonnée de l'amélioration extraordinaire survenue dans la santé de Mlle Ch., présentant des symptômes maladifs ayant de l'analogie avec ceux qu'éprouvait sa compatriote, vint aussi réclamer les mêmes soins.

Cette malade avait la face tout à fait chlorotique. Depuis

sept à huit ans, elle était tourmentée par une abondante leucorrhée qui la fatiguait beaucoup. Outre cela : gastralgie chronique, céphalalgie, froid constant des extrémités inférieures, même pendant les temps les plus chauds ; constipation opiniâtre. Elle souffrait aussi dans le bas-ventre, vers la région utérine. Son médecin, dont elle me remit une lettre, soupçonnait un engorgement du col de l'utérus. Il n'avait point pratiqué le toucher, mais il fondait son opinion sur la nature et le siége des douleurs que cette demoiselle éprouvait.

Lorsque cette malade se présenta à ma consultation, elle ne ressentait point ses douleurs habituelles : des pressions assez fortes, exercées sur toutes les régions du bas-ventre, n'en révélèrent aucune.

Mlle F*** fut soumise à l'action des bains ferrugineux tempérés, et de l'eau ferrugineuse en boisson, qu'elle buvait avec plaisir et qu'elle digérait sans aucun mélange. Tous les jours elle prenait deux lavements de l'eau des Cuvettes. Après le troisième bain, je prescrivis des douches dérivatives. Elle ne voulut point consentir à employer les irrigations vaginales.

Au bout de vingt jours de traitement, la gastralgie avait beaucoup diminué ; les garde-robes étaient plus fréquentes et plus faciles ; le froid continuel qu'elle éprouvait aux pieds avait cessé ; la leucorrhée n'existait plus ; la céphalalgie avait disparu depuis huit ou dix jours. Il y avait donc une très-grande amélioration ; mais un temps froid et pluvieux étant survenu, Mlle F*** se décida à retourner chez elle, bien déterminée à revenir si le temps devenait plus beau, afin, disait-elle, d'achever sa guérison. Le mauvais temps continuant, je ne la revis plus : elle m'écrivit

que l'amélioration se soutenait, et qu'elle reviendrait à
Luxeuil l'année suivante.

Elle revint en effet, accompagnée de Mlle Ch. Mes deux
malades avaient assez bien passé tout l'hivér ; mais vers
l'approche du printemps, l'une et l'autre virent reparaître
un léger écoulement leucorrhéique, seul symptôme maladif
de tous ceux qu'elles présentaient l'année précédente. Je
leur appliquai à peu près le traitement qu'elles avaient déjà
suivi, et après dix-huit jours passés à Luxeuil, elles re-
tournèrent chez elles bien portantes.

Je dois ajouter qu'elles avaient suivi un traitement aux
Eaux de Bourbonne, dont elles sont voisines, sans en avoir
éprouvé de soulagement.

XXXII. LEUCORRHÉE COMPLIQUÉE DE LIENTÉRIE.

Mlle M***, âgée de trente-quatre ans, d'un tempérament
nervoso-lymphatique, d'une constitution délicate, institu-
trice dans une grande pension.

Depuis plusieurs années, cette demoiselle était affectée
d'une abondante leucorrhée qu'on avait inutilement combattue par différentes médications. Elle avait, sous ce rapport, renoncé à tout traitement. Mais une affection atonique
des voies digestives étant survenue, cette malade fut soumise à l'administration du sous-nitrate de bismuth ; du
quinquina pris sous toutes les formes; de la poudre de
Dower, de la canelle, du fer, et enfin des astringents de
toutes sortes. On essaya même l'azotate d'argent, auquel on
fut obligé de renoncer, parce qu'il fatiguait la malade. Les
matières liquides des évacuations présentaient des portions
d'aliments à demi digérées. Cette diarrhée, qui avait tou-

jours été apyrétique (sans fièvre), durait depuis quinze mois, lorsque Mlle M*** arriva à Luxeuil, fatiguée et très-affaiblie.

Après l'avoir laissée reposer deux jours, je fis commencer le traitement, qui consista en bains ferrugineux, eau ferrugineuse en boisson à la dose d'un verre, puis deux, et enfin trois, pendant la durée du bain. Des injections dans le rectum avec une petite quantité de la même eau furent pratiquées.

Après le dixième bain, la malade n'allait plus que deux fois par jour à la garde-robe, tandis qu'elle était obligée de s'y présenter huit ou dix fois, et quelquefois davantage, avant d'avoir commencé à faire usage de l'eau ferrugineuse. La leucorrhée avait aussi considérablement diminué ; les forces commençaient à revenir, l'appétit et le sommeil étaient meilleurs. Les mêmes moyens furent continués jusqu'au vingt-quatrième jour, époque à laquelle la menstruation survint. Alors elle n'avait plus qu'une selle par jour, et l'écoulement leucorrhéique avait entièrement disparu.

L'année suivante, cette demoiselle revint à Luxeuil, plutôt pour accompagner une de ses parentes, qui avait besoin de prendre les eaux, que pour sa propre santé. Cependant, la leucorrhée ayant reparu, bien que beaucoup moins abondante, elle profita de son séjour à Luxeuil pour faire usage de notre eau ferrugineuse. Lorsqu'elle partit, elle se trouvait tout à fait bien.

XXXIII. ULCÈRES SCROFULEUX.

Marie-Rose D***, âgée de quatorze ans, est d'un tempérament lymphatique et d'une faible constitution. Lorsqu'elle se présenta à ma consultation, il y avait trois ans qu'à la suite d'une entorse du pied droit, il survint un gonflement au genou du même côté, à peu près indolent, qui augmenta lentement et finit par se résoudre en un abcès qui fournit abondamment un pus de mauvaise qualité. Quelques mois après l'ouverture de cette première tumeur, il s'en forma une autre, au milieu interne de la cuisse. Il faut observer que cette jeune malade a toujours vécu dans un grand état de misère, habitant un rez-de-chaussée froid et humide. Des médecins furent consultés, mais leurs conseils furent sans aucun bon résultat, ce qui devait être d'après les conditions d'insalubrité de l'habitation de la malade et du mauvais régime auquel sa pauvreté la condamnait.

Cette malheureuse jeune fille vint réclamer l'usage des eaux de Luxeuil, munie d'un certificat d'indigence. J'examinai le genou et la cuisse, siége d'ulcères scrofuleux adhérents, fournissant abondamment un pus sanieux et fétide. Les condyles du fémur étaient très-développés et le corps de cet os un peu courbé; la cuisse et la jambe présentaient une émaciation considérable; aussi la petite malade ne pouvait marcher qu'à l'aide de béquilles. La santé, du reste, paraissait être assez bonne, la maladie étant tout à fait bornée au membre pelvien droit.

Je prescrivis des bains ferrugineux, dans lesquels cette jeune fille restait une heure et demie, temps pendant lequel elle buvait trois verres d'eau ferrugineuse. Il y eut peu d'amélioration pendant les quinze premiers jours; mais peu de temps après, les ulcères prirent un meilleur aspect: leur pourtour était moins gonflé, le pus était plus lié, moins abondant et avait perdu sa mauvaise odeur. La malade se sentait plus forte et mangeait d'un meilleur appétit. Après le vingtième bain, l'amélioration était encore plus sensible ; mais un temps froid et pluvieux étant survenu, je renvoyai cette enfant se reposer chez ses parents, qui demeurent à quelques kilomètres de Luxeuil, en l'engageant à revenir dès que le temps serait devenu beau. Elle revint huit jours après, resta à l'établissement pendant encore une quinzaine de jours, et continua l'usage de l'eau ferrugineuse tant en bain qu'en boisson.

Lorsque la petite malade quitta Luxeuil, après y avoir pris en deux fois trente-cinq bains, il y avait une amélioration très-sensible : les plaies avaient de la tendance à la cicatrisation, elles ne fournissaient qu'une petite quantité d'un pus qui ne présentait plus de mauvaises qualités. Les muscles de la cuisse et de la jambe étaient plus forts, et la tuméfaction du genou avait beaucoup diminué.

Cette jeune malade revint l'année suivante : sa mère me dit que, peu de temps après le traitement hydro-thermal, la plaie de la cuisse s'était tout à fait cicatrisée, que sa fille avait quitté les béquilles pour ne plus se servir que d'une canne ; que la plaie du genou était restée dans le même état, donnant cependant un peu moins de pus depuis deux mois, époque à laquelle la menstruation s'était établie sans fatigue ni douleur, et que c'était immédiatement après une troisième époque que la malade revenait suivre un nouveau traitement des eaux.

Je répétai la médication suivie l'année précédente, en ajoutant quelques douches en arrosoir sur le membre malade. Ce second traitement ne fut que de vingt-cinq jours, parce que la menstruation survint au bout de ce temps. A cette époque la malade pouvait marcher sans canne, le genou ne suppurait presque plus, et les condyles du fémur

avaient à peu près repris leur dimension normale. J'ai
prescrit néanmoins un traitement à suivre chez elle, dont
la base était l'iodure de potassium, tant pour prévenir le
retour de la maladie, que pour compléter la guérison s'il
était possible. J'ai recommandé surtout de changer d'habitation.

XXXIV. DYSMÉNORRHÉE.

Mme R***, âgée de vingt-six ans, d'une assez bonne constitution, d'un tempérament lymphatique, n'est obligée à
aucun travail. La menstruation, qui a eu lieu à quinze ans,
ne s'est point établie d'une manière franche, mais au contraire elle fut précédée d'un état nerveux et pénible, de
céphalalgie et de douleurs vives dans la région utérine. Le
sang était pâle, peu abondant, et ne parut que pendant deux
jours. Les époques suivantes ne durèrent pas davantage, et furent accompagnées des mêmes accidents. Les
choses se passèrent ainsi jusqu'à l'âge de vingt ans, époque
à laquelle la malade se maria.

Le mariage n'apporta aucune heureuse modification à
cet état, au contraire, il se déclara dès les premiers mois
une leucorrhée assez abondante avec perte de l'appétit, ce
qui fit croire pendant quelque temps à un commencement
de grossesse ; mais les accidents ordinaires des époques
menstruelles vinrent faire évanouir cette espérance. La
conception n'a jamais eu lieu. Des préparations ferrugineuses, et d'autres modificateurs, furent administrés avec
persistance sans amélioration. Son médecin, ayant épuisé
les médications rationnelles ordinaires, se décida à l'envoyer à Luxeuil pour y faire usage de l'eau ferrugineuse,
tant extérieurement qu'intérieurement.

Lorsque Mme R*** se présenta à moi, je lui trouvai la face gonflée, le regard annonçant le découragement, les lèvres pâles, la peau d'un blanc mat, comme infiltrée, présentant toutes les apparences du tempérament lymphatique le plus exagéré.

J'ordonnai des bains ferrugineux à 33 degrés, dans lesquels la malade restait trois quarts d'heure, de l'eau ferrugineuse en boisson, tant aux repas que pendant la durée du bain. Dans la journée, elle allait en boire, deux ou trois fois par jour, un verre au sortir de la source. Au quatrième bain, elle commença à faire usage d'irrigations vaginales de la même eau. Depuis ce temps, les bains furent d'une heure de durée.

Ce traitement fut continué jusqu'au dixième bain, époque à laquelle la menstruation survint sans être précédée des accidents qui l'annonçaient autrefois. Le sang était moins pâle et coula pendant trois jours plus abondamment que d'habitude. Le quatrième jour, le traitement fut repris comme précédemment.

A dater de cette époque l'appétit fut plus franc; les digestions se firent mieux; l'œil devint plus vif; la peau perdit son apparence d'infiltration et se colora, ainsi que les lèvres, tous les jours de plus en plus; le besoin de prendre de l'exercice se fit sentir; la santé se rétablissait à vue d'œil. Mme R*** prit encore quinze bains et dix douches dérivatives en arrosoir. Enfin, après un séjour d'un mois à Luxeuil, elle partit, présentant toutes les apparences d'une excellente santé.

Je terminerai cette série d'observation par celle d'une de ces maladies si difficiles à caractériser, qu'on ne sait comment classer dans le cadre nosologique, et qu'on est obligé de désigner sous la dénomination vague d'affection nerveuse.

La malade qui fournit le sujet de cette dernière observation est belle-sœur d'un médecin très-distingué, auquel le Gouvernement a confié une mission scientifique importante dans le Levant.

XXXV. AFFECTION NERVEUSE.

Je ne crois pouvoir mieux faire que de rapporter la lettre de l'honorable confrère, M. le Docteur Muston, qui m'a adressé l'intéressante malade dont je vais parler, et qui a fait l'exposé des symptômes avec la plus plus grande précision :

« Mon cher Confrère,

» Mme B***, dont je vous ai entretenu dans ma lettre de
» vendredi, se décide à partir pour Luxeuil. Voici à son
» égard les renseignements que je vous ai promis :
» Mme B*** est malade depuis deux ans ; suivant MM.
» Villars, Stoltz (de Strasbourg) et les médecins du pays,
» qui l'ont vue avec moi, cette affection pourrait se rap-
» porter à la fièvre lente d'Huxam ; elle me paraît avoir
» débuté par le grand lymphatique, le plexus solaire pa-
» raissait être particulièrement le siége de la maladie ;
» bientôt le pneumo-gastrique, puis tous les nerfs des
» branches partant de la moelle épinière furent successi-
» vement envahis par l'affection, de sorte que la malade
» éprouvait des douleurs atroces par tout le corps ; au

» milieu de ce désordre nerveux général, le pouls restait
» calme, les battements du cœur réguliers, la respiration
» simplement gênée, anxieuse, sans signe de lésion pul-
» monaire à l'auscultation ; la langue restait humide et
» rosée, la malade avait encore de l'appétit ; mais une
» constipation opiniâtre, accompagnée de violentes dou-
» leurs, entéralgie, gastralgie, etc.

» La malade tomba bientôt dans un marasme effrayant,
» une maigreur remarquable ; l'épiderme des membres se
» noircissait, puis tombait en écailles ; la malade gardait
» une immobilité complète, car le moindre mouvement
» exaspérait ses douleurs ; jour et nuit la malade criait et
» gémissait sans que rien pût la calmer.

» Les organes génitaux urinaires méritent une mention
» particulière ; Mme B*** a toujours pensé et croit encore
» que toute la maladie provient de l'utérus ; telle n'a pas
» été notre opinion, ainsi que celle de plusieurs confrères.
» En effet, la matrice examinée avec soin, ne nous a présenté
» ni engorgement, ni ulcération, ni dégénérescence, ni
» déplacement ; une simple obliquité a été observée par
» moi, or cela ne pouvait amener de tels désordres ner-
» veux. Toutefois, voyez cela, car la malade ne cesse de
» s'en préoccuper, et je lui ai conseillé quelques douches
» à Luxeuil, dont vous jugerez l'opportunité.

» La vessie n'a jamais été bien distendue par l'urine ; il
» y a eu cependant souvent de la dysurie, mais rien de
» grave.

» Voilà, mon cher Confrère, quelques notions sur cette
» intéressante malade. Vous dire maintenant tous les
» traitements qu'elle a faits, serait fastidieux et inutile.

» Traitez-là comme vous l'entendrez, ce sera le mieux.

» Vous voudrez bien me communiquer plus tard, votre
» opinion, cela me fera plaisir.

» Recevez, etc.

» Dʳ Muston. »

Beaucourt, 10 juin 1852.

D'après ce diagnostic si clairement établi, il est évident
que cette maladie est une de celles qui ont leur siége dans
le système nerveux, mais dont on ne connaît pas bien les
conditions matérielles.

Mᵐᵉ B***, d'une constitution délicate, d'un tempérament
nerveux, avait 49 ans lorsqu'elle arriva à Luxeuil. Elle
était alors d'une grande maigreur ; les membres pelviens
surtout étaient très-atrophiés ; étant couchée elle ne pouvait
faire le moindre mouvement des jambes, et lorsqu'elle
voulait les changer de position, on était obligé de les lui
porter d'une place à une autre, la station et la marche
étaient donc impossibles. Depuis quelque temps les grandes
douleurs avaient disparu, ainsi que quelques-uns des
symptômes énoncés dans la lettre de M. Muston. La constipation persistait, et quelquefois il y avait encore un peu
de dysurie. D'après le désir de mon confrère et celui de la
malade, je m'assurai de l'état de l'utérus : je ne trouvai
aucune lésion ; il y avait seulement un peu d'obliquité à
droite.

Je n'entrerai point dans tous les détails du traitement
que je fis suivre à la malade ; je crois qu'il doit me suffire
de dire que Mᵐᵉ B*** ne fit usage que des eaux, et qu'après
avoir pris quarante-deux bains, vingt-six douches, et avoir
bu chaque jour, pendant le bain, quelques verres de

l'eau des Cuvettes, et quelquefois un peu d'eau ferrugineuse, cette dame présentait une telle amélioration, qu'on pouvait la considérer comme guérie. Les bains furent toujours pris dans notre eau saline, à une température modérée, mêlée quelquefois avec un tiers d'eau ferrugineuse. La durée du bain variait d'une heure à une heure et demie, selon la disposition de la malade. Voici quels furent les incidents principaux du traitement :

A la sortie du cinquième bain, la malade rendit quelques gouttes de sang par la vulve ; — après le dixième, elle pouvait se tenir debout, soutenue par les mains, mais ses pieds ne pouvaient quitter le sol. A cette époque, je commençai à lui faire prendre des douches légères en arrosoir, distribuées sur le rachis et les membres pelviens. — Au quinzième bain, elle put faire quelqes pas. Le dix-huitième jour, Mme B*** expectora des crachats rouillés : je prescrivis un peu de repos ; trois jours après, les bains et les douches furent repris. — La malade se sentant un peu fatiguée après le vingt-unième bain, je la fis se reposer pendant encore trois jours. — Au trente-quatrième bain, Mme B*** vint à l'établissement à pied, mais, par prudence, je conseillai le retour en chaise à porteurs. — Pendant les douze derniers jours du traitement, il y avait assez de force pour qu'elle pût aller aux Bains et s'en retourner à pied sans inconvénient. Enfin, après cinquante-et un jours passés à Luxeuil, cette intéressante malade retourna chez elle à peu près guérie, et bien décidée à revenir l'année suivante pour consolider sa guérison.

Les quelques lignes suivantes, que sa sœur m'écrivait deux jours après leur rentrée chez elles, viennent confirmer le bon état dans lequel était Mme B***.

« ..... Ma sœur ne s'est pas trouvée plus mal de ce long
» voyage ; deux fois, pendant la route, elle est descendue
» de voiture pour marcher un peu, et le soir en arrivant
» elle a pu monter les escaliers seule. Il était huit heures
» quand nous sommes arrivées, et malgré cette heure
» avancée, il y avait autant de monde à l'attendre devant
» chez nous, que si c'eût été une noce qui dût passer. On
» s'étonnait de la voir bien portante, malgré que j'eusse
» écrit deux fois ; mais on ne s'attendait pas à un aussi beau
» résultat, etc. »

M. B*** m'écrivit aussi le 14 octobre, m'annonçant que
sa femme était mieux portante que depuis longues années,
et qu'il n'y avait point eu de rechute.

Ainsi qu'elle l'avait promis, Mme B*** revint l'année
suivante et suivit une saison de vingt–un bains. A son
départ, elle était parfaitement bien. J'ai revu cette dame
depuis ; elle continuait à jouir d'une excellente santé.

Je pourrais ajouter un grand nombre de guérisons à
celles que je viens de présenter ; mais j'espère que les cas
que je viens de citer suffiront pour convaincre mes lecteurs des heureux résultats qu'on a lieu d'attendre de
l'action des eaux thermo–minérales de Luxeuil, tant salines que ferrugineuses, dans beaucoup de maladies où
les agents thérapeutiques ordinaires échouent très-souvent.

J'ai cru devoir ne rapporter que des observations de maladies dont la terminaison a été heureuse. On verra, en
jetant les yeux sur le tableau récapitulatif suivant, dans
quelle proportion se trouvent les guérisons, les améliorations, ainsi que le nombre des malades qui n'ont éprouvé
aucun soulagement.

TABLEAU RÉCAPITULATIF

DES MALADIES QUE J'AI TRAITÉES AUX BAINS DE LUXEUIL

DE 1845 À 1857.

Nos D'ORDRE.	DÉSIGNATION DES MALADIES.	NOMBRE DE MALADES			
		Par chaque espèce de maladie.	Guéris.	Soulagés.	Partis dans le même état qu'à leur arrivée.
1	Gastrites et Entérites chroniques	263	70	154	39
2	Catarrhes de la vessie.............	34	17	9	8
3	Blennorrhées chroniques	28	15	9	4
4	Leucorrhées....................	84	44	30	10
5	Contractures musculaires	26	14	9	3
6	Rhumatismes musculaires fixes	166	70	69	27
7	Rhumatismes erratiques..........	109	42	44	23
8	Rhumatismes articulaires, fibreux....	159	56	58	45
9	Névroses	154	55	69	30
10	Gastralgies et Entéralgies	134	40	59	35
11	Hystéries.....................	75	10	35	30
12	Hypocondries	19	3	8	8
13	Sciatiques chroniques............	68	35	15	18
14	Paraplégies...................	45	14	20	11
15	Hémiplégies	66	16	36	14
16	Rachitismes..................	17	1	4	12
17	Atrophies des membres	23	2	9	12
18	Ulcères scrofuleux	48	16	20	12
19	Adénites (Engorgements glanduleux).	28	14	6	8
20	Tumeurs blanches..............	26	4	11	11
21	Affections herpétiques (Dartres)....	40	12	20	8
22	Chloroses (Pâles couleurs)	56	27	26	3
23	Hémorragies utérines passives (Pertes)	15	8	7	»
24	Aménorrhées, Dysménorrhées......	69	29	30	10
25	Hépatites chroniques (Engorgements du foie)................	74	35	24	17
26	Splénites chroniques (Engorgements de la rate)	19	7	8	4
27	Myélites.....................	44	6	23	15
28	Métrites.....................	59	17	23	19
29	Ankyloses incomplètes	26	4	12	10
30	Suites d'entorses..............	50	23	21	6
31	Affections calculeuses	14	7	5	2
32	Dysuries	20	9	7	4
33	Spermatorrhées	24	12	8	4
34	Déplacement de l'utérus.........	26	10	9	7
		2,088	722	897	469

Du sexe féminin...... 1,175 } 2,088
— masculin..... 913 }

PROMENADES

AUX ENVIRONS DE LUXEUIL.

Si l'usage des eaux de Luxeuil est la principale cause des nombreuses guérisons qu'on y obtient chaque année, il faut bien compter aussi comme un puissant auxiliaire de leur action salutaire l'heureuse situation de son établissement thermal.

Le mouvement en plein air étant un des éléments qui assure le succès d'un traitement par les eaux minérales, il est nécessaire, pour arriver plus sûrement à d'heureux résultats, que les malades qui ne peuvent aller qu'à une petite distance, puissent trouver des promenades d'un accès facile, où ils respirent un air pur et frais, et dans lesquelles de beaux ombrages les mettent à l'abri d'un soleil trop brûlant. Quel établissement présente ces avantages plus que celui de Luxeuil ?

Outre le magnifique jardin des bains, on trouve, à quelques pas des habitations, des forêts percées de larges allées et de jolis sentiers qui conduisent à de pittoresques points de vue ou à des fontaines naturelles, d'où s'écoule une eau limpide, formant des ruisseaux qui se portent dans toutes les directions.

Les promeneurs qui aiment les fleurs et cultivent la botanique, peuvent satisfaire leur goût dans nos campagnes si heureusement accidentées, présentant de tous côtés des collines boisées, des champs bien cultivés, ou de belles prairies. Cette variation dans la distribution du sol fournit aux amateurs une flore dont la richesse est inépuisable. Il est à regretter que la saison des eaux ne coïncide pas avec a floraison des arbres fruitiers et surtout des cerisiers répandus avec profusion dans les campagnes environnantes, pour la fabrication du kirsch, une des industries les plus productives du pays. Rien ne peut rendre l'admirable aspect de cette innombrable quantité d'arbres en fleurs, vers l'approche du mois de mai. Aussi n'est-il pas rare de voir des étrangers arriver à cette époque de l'année, dans le seul but d'admirer ce magnifique spectacle et de respirer le parfum dont l'air est embaumé.

Les cinq grandes routes qui aboutissent à Luxeuil sont elles-mêmes de belles promenades garnies d'arbres et conduisant aux nombreux villages qui environnent cette station thermale.

Les personnes qui peuvent faire des excursions plus lointaines trouveront aussi, dans un rayon de quelques kilomètres, des endroits intéressants, tant sous le point de vue historique que sous celui du pittoresque. Je vais indiquer quelques-uns de ceux qui méritent le plus d'être visités.

Excursion à Faucogney. — Faucogney, à dix-sept kilomètres de Luxeuil, est une petite ville à l'entrée des Vosges, où l'on trouve déjà l'aspect des montagnes de la Suisse. Avant d'y arriver, nous avons plusieurs choses curieuses à visiter.

Au sortir de Luxeuil, on est placé sur un terrain élevé, d'où la vue découvre une belle campagne encadrée par des collines parées de la plus riche végétation. Ce paysage est terminé par les hautes montagnes du Jura et des Vosges. A un kilomètre à droite de la route, on aperçoit le village de Froideconche, sur les bords du Breuchin. En face, à gauche, on voit la filature de M. Vergain, appuyée aux collines ondulées du bois du Baney.

En avançant, on arrive au hameau de la Courveraine, sur la gauche duquel on aperçoit un moulin qui reçoit l'eau d'un canal, que les Pères Bénédictins firent creuser pour amener l'eau de la rivière dans le centre de Luxeuil. Un peu plus loin, le chemin côtoie le Breuchin, dont les eaux brisées par les rochers semblent animer le paysage. Sur le bord de la rivière se trouve la prise d'eau qui alimente les fontaines de la ville. A quatre kilomètres de là, on arrive à deux villages placés en face l'un de l'autre. Celui de droite est Breuchotte, où l'on remarque une large construction qui renferme un établissement de tissage. Le village situé à gauche est Radon, où l'on aperçoit de grands bâtiments : c'est une des papeteries de MM. Desgranges, laquelle a fourni pendant longtemps le papier du journal le *Moniteur*.

Les personnes curieuses de voir fabriquer le papier *sans fin*, n'ont qu'une petite distance à parcourir pour arriver à la papeterie mécanique de Saint-Bresson, appartenant aussi à MM. Desgranges, qui se font un plaisir de laisser visiter leur bel établissement, où l'on voit comment on parvient, en quelques minutes, à transformer le chiffon en ce beau papier destiné à recevoir par la gravure, la traduction des tableaux des grands maîtres. On éprouve du plaisir à voir fonctionner ces machines, dont l'invention fait tant d'honneur à la mécanique moderne.

Un peu au-delà est le village de Saint-Bresson, près duquel sont des mines de plomb et des carrières de beau granit, qui ont cessé d'être exploitées.

Après avoir visité la papeterie de Saint-Bresson, on retourne à la grande route pour se rendre à Faucogney. Mais les promeneurs qui aiment les excursions dans les montagnes envoient leur voiture les attendre à Breuche, et se dirigent dans l'est. Après avoir gravi et descendu plusieurs montagnes, ils arrivent à l'ermitage de Saint-Colomban, placé sur un rocher à l'extrémité duquel coule une source. C'est dans cette majestueuse solitude que ce saint personnage, lorsqu'il habitait Annegray, venait se livrer à la prière et à la méditation. Une légende rapporte que Saint-Colomban trouva un jour près de la source un ours qui s'y désaltérait, auquel il *signifia de lui céder la place*. On trouve une variante de cette légende dans l'*Histoire ecclésiastique* de l'abbé Fleury :

« Comme Saint Colomban était accoutumé de se pré-
» parer par une solitude plus étroite que celle d'Annegray,
» il choisit pour cet effet une caverne dont il avait chassé
» un ours, à sept mille environ d'Annegray. Il y fit sortir
» une fontaine par ses prières. »

Ceux qui ne se sentent pas disposés à faire à pied cette promenade, à travers la montagne, et qui cependant désirent visiter l'ermitage, peuvent mettre pied à terre à Breuche, d'où ils n'ont à faire qu'une ascension de dix à douze minutes pour y arriver. Ils reviennent ensuite reprendre leur voiture pour se rendre à Faucogney.

La petite ville de Faucogney, célèbre dans les annales franc-comtoises, est placée au pied de montagnes escarpées, sur la plus voisine desquelles existent encore quelques vestiges d'un château fort, où les bourgeois réunis à la garnison, commandée par un sieur Ravira, se défendirent courageusement, pendant deux jours, contre des forces supérieures sous les ordres d'un des généraux de Louis XIV, le marquis de Rénel, qui déjà s'était emparé de Lure et de Luxeuil. Cette défense héroïque, à laquelle les femmes et les enfants prirent part, coûta la vie à plus de trois cents des assaillants.

Dans ces deux journées d'extrêmes périls, les bourgeois se montrèrent plus résolus et plus dévoués à la monarchie espagnole que les troupes, qui abandonnèrent lâchement les remparts pour se retirer au château, laissant les postes les plus dangereux aux habitants, qui les défendirent vaillamment, quoique sans artillerie. La résistance fut telle, que les vainqueurs, rendus furieux, ne firent aucun quartier ; et après avoir pillé la ville, ils l'incendièrent. Les femmes, qui s'étaient réfugiées dans l'église, y furent outragées et quelques-unes égorgées. L'histoire rapporte que de pauvres vieilles femmes, dont une âgée de cent deux ans, ne trouvèrent pas grâce devant la brutalité de cette soldatesque exaspérée par cette belle défense, qui eut lieu les 3 et 4 juillet 1674.

Les objets d'antiquité qu'on a trouvés dans différentes fouilles annoncent que les Romains y avaient quelques établissements à l'époque où Luxeuil florissait sous leur domination.

Après le repas qu'on y fait ordinairement, dans lequel figurent toujours les excellentes truites et les écrevisses du Breuchin, on a le choix de deux charmantes promenades : l'une à quatre kilomètres au-delà de Faucogney, à Coravillers, village situé au pied du *Mont-de-Fourche,* que l'on gravit pour atteindre le but de cette promenade. En haut de la montagne, on est saisi d'admiration : la vue embrasse un vaste horizon et plonge dans la belle vallée qu'arrose la Moselle, qui serpente au travers d'une riche contrée parsemée d'un très-grand nombre de fabriques dont les immenses produits se répandent dans toutes les parties du monde. Les flancs de la montagne d'où les promeneurs admirent ce majestueux panorama, sont couverts d'arbres de différentes essences aux nuances variées, tandis que le revers de la montagne située de l'autre côté de la vallée, est aride, noire, et privé de toute végétation, contraste qui, au lieu de nuire à la beauté du paysage, fait d'autant plus ressortir le gracieux aspect de l'endroit où le spectateur se trouve placé.

L'autre promenade, plus rapprochée de Faucogney, est celle de la *Montagne de Saint-Martin*, au sommet de laquelle la commune de Faucogney a placé son cimetière, dont le milieu est occupé par une antique chapelle. Le choix de ce lieu de sépulture, remontant à une époque très-reculée, est d'autant plus extraordinaire, que pour y parvenir, l'ascension est très-pénible, et quelquefois impossible dans certains temps de l'hiver, lorsque la montagne est couverte d'une trop grande quantité de neige.

Du haut de cette montagne on a une vue magnifique du côté de l'ouest, où l'on découvre à perte de vue la vallée parcourue depuis Luxeuil, fertilisée par les nombreux contours du Breuchin qu'on y voit serpenter autant que la vue peut s'étendre.

Au-dessous de la montagne, du côté du sud, on aperçoit le village d'Annegray, où Saint Colomban et ses compagnons trouvèrent un asile avant de venir s'établir sur les ruines de *Luxovium*. Il ne reste plus de traces du château qui accueillit ces apôtres de la civilisation et de la foi. Annegray n'offre plus rien de remarquable que sa jolie situation au milieu d'un vallon où croissent les cerisiers qui fournissent le meilleur kirsch du pays. Sous la domination romaine, le *Castrum Anagrates* était placé sur la montagne de Saint-Martin. Dans le voisinage était un temple dédié à *Diane*, et à côté, le *bois Jupiter*.

En revenant à Luxeuil, un peu après avoir dépassé Breuche, on rencontre Sainte-Marie, et, un peu plus loin, Amage, deux villages où n'avaient point passé les promeneurs qui avaient traversé la montagne pour visiter l'ermitage de Saint Colomban. On remarque une jolie fontaine dans le premier. Quant à Amage, il n'offre rien à la curiosité du voyageur, que la prétention d'avoir été l'ancienne Amagétobrie. Mais ce petit village n'a rien de commun avec l'*Amagétobrie* où Arioviste, roi des Suèves, appelé au secours des Séquanais contre les Eduens, défit ces derniers, qui, ainsi que le rapporte César, perdirent dans cette désastreuse bataille *omnem nobilitatem, omnem senatum, omnem equitatum*. Quelques savants, cependant, fondent cette supposition sur l'analogie des noms et sur l'existence des restes d'un ancien retranchement placé en face de ce village, de l'autre côté de la rivière, près duquel se trouve aussi un tumulus qui, dit-on, n'a point encore été fouillé.

Promenade à l'ermitage de Saint-Valbert. — Un homme distingué par la naissance et le rang auquel l'avait élevé le roi Dagobert, dont il fut un des premiers officiers, renonçant à sa haute et brillante position, vint chercher le repos et le calme de l'âme dans le monastère de Luxeuil, où l'avait devancé Saint Eustaise, son ami et son ancien compagnon d'armes. Cet homme, qui a laissé des souvenirs si profonds, que douze siècles n'ont pu les effacer, était Saint Valbert. Il quittait souvent le monastère pour se retirer vers un lieu solitaire, où, au milieu d'une nature silencieuse, il pouvait élever son âme et communiquer de plus près avec le ciel. Quel endroit pouvait mieux convenir à ce saint cénobite que celui placé au milieu d'épaisses forêts, au-dessus d'une profonde vallée couronnée de rochers et de monts escarpés ?

C'est dans cette solitude qu'à la mort de Saint Eustaise une députation des religieux du pieux asile fondé par Saint Colomban, vint le prier d'accepter la direction de leur monastère, poste éminent où l'appelaient ses hautes vertus et les vœux de la communauté.

Deux chemins se présentent pour se rendre à l'ermitage de Saint-Valbert : l'un à travers le bois du Baney, l'autre par la grande route de Fougerolles. Le premier est le plus ordinairement préféré. On passe tout près de la filature de M. Vergain, pour entrer dans le bois, où, sans beaucoup s'écarter, on peut visiter les trois fontaines qui s'y trouvent, celle des *Moines,* presque en entrant à droite, et un peu plus loin celle des *Bons-Cousins;* la fontaine *l'Evêque* est à gauche de la route. Après avoir suivi la grande tranchée, on arrive au village de Saint-Valbert, qui n'offre rien de remarquable que sa jolie église, nouvellement construite, et un peu au-delà on se trouve sur la terrasse de l'ermitage.

Cet ermitage appartient maintenant au petit séminaire de Luxeuil, qui l'a fait restaurer depuis peu de temps. Les élèves s'y rendent fréquemment dans la belle saison, accompagnés de leurs professeurs, et s'amusent à l'embellir par des travaux de terrassement. Ils ont ménagé des repos et distribué des cabinets de verdure, pour offrir l'hospitalité aux nombreux visiteurs qui s'y rendent continuellement pendant la saison des eaux.

Cette champêtre retraite consiste en une chapelle, près de laquelle jaillit une fontaine au milieu d'une voûte taillée dans d'énormes blocs de grès. La limpidité de son eau invite à s'y désaltérer; mais il serait dangereux d'en boire, surtout si l'on avait bien chaud, à cause de sa trop grande fraîcheur. Il vaut mieux y faire rafraîchir le vin du repas, qu'on ne manque guère de faire dans cette charmante solitude. Derrière la maison du gardien, il y a un assez beau jardin.

Mais le but principal de ce pèlerinage, c'est la grotte de Saint-Valbert, pratiquée dans le roc ; sur le mur, à droite, en entrant, on lit l'inscription suivante :

> Valbert, noble Sicambre,
> Favori des rois, illustre guerrier,
> Vicomte de Meaux, comte de Ponthieu (1),
> Fuyant les hommes du monde,
> Vint dans cette grotte profonde
> Se consacrer à Dieu.
>
> *(Circa an. Dom. 630.)*

(1) Il était Sicambre d'origine, fils d'un des chefs francs qui se partagèrent les Gaules après avoir expulsé les Romains. Il naquit à Nanteuil-le-Haudoin, près de Meaux. Possédant de grandes richesses, il avait légué à son monastère plusieurs objets précieux, entre autres une coupe d'une seule topaze, entourée de pierreries. Cette coupe a disparu depuis longtemps ; mais on a pu en conserver une en bois, garnie d'un cercle en argent, qui servit, dit-on, à Saint Valbert, et dans laquelle on faisait autrefois boire les fiévreux, qui, ayant foi à la vertu de cette relique, obtenaient leur guérison. Cette coupe antique est conservée au Séminaire, où le Supérieur s'empresse de la montrer aux personnes qui désirent la voir. (Voyez : *un Souvenir à Saint-Valbert*, par M. Clerc, professeur au Séminaire de Luxeuil.)

Une sculpture grossière représente ce saint anachorète à genoux, dans l'attitude de la prière. Le Saint-Esprit et l'autel taillés dans le rocher ne sont pas plus artistement traités. Autrefois les pèlerins y affluaient pour venir prier et demander la santé, qu'on ne manquait pas d'y recouvrer, dit-on, en restant couché sur l'autel pendant la célébration de la messe.

De la terrasse, on a une très-belle vue sur les campagnes environnantes ; mais on l'a encore bien plus étendue en se plaçant sur les monticules qui sont au-dessus et derrière les constructions. De là on aperçoit la profonde vallée qui est au-dessous, sur la gauche, une immense plaine boisée parsemée de villages, de maisons isolées, et à l'ouest de ce vaste horizon, on découvre, quand le temps est beau, les tours de Langres, à près de 50 kilomètres de distance.

Promenade à Fougerolles et au Val-d'Ajol. — Pendant la floraison des cerisiers, c'est surtout la route de Fougerolles qui devient la promenade favorite des habitants de Luxeuil. Mais, quelle que soit l'époque de l'année, elle offre toujours des points de vue les plus pittoresques (1). La commune de Fougerolles compte sept à huit mille habitants, disséminés sur une grande étendue de terrain. Les maisons qui forment le village sont peu nombreuses ; les autres habitations sont cachées dans des bouquets d'arbres, et ne décèlent leur présence que par les colonnes de fumée qui s'élèvent au-dessus. C'est dans cette localité et les com-

---

(1) Des endroits élevés de cette route, ainsi que de celle de Fontaine, à l'approche d'un temps de pluie, on aperçoit très-souvent une partie de la chaîne des Alpes, surtout le Mont-Blanc, bien qu'à la distance de plus de deux cents kilomètres.

munes environnantes, que croissent les forêts de cerisiers, qui, chaque année, répandent dans la commune des miliers d'hectolitres de kirsch.

Fougerolles, distant de huit kilomètres de Luxeuil, est placé sur la limite du département, que la jolie rivière la Combeauté sépare de celui des Vosges. Il ne présente à la curiosité des voyageurs que la pittoresque distribution de ses habitations au milieu des bois. C'est dans cette partie du pays que se trouve la race la moins mêlée des anciens Séquanais, dont beaucoup se réfugièrent au fond des forêts pour se soustraire à la fureur des hordes barbares qui ravagèrent le pays à différentes fois dans les premiers siècles de l'ère chrétienne.

A peu de distance de Fougerolles, sur la gauche de la belle vallée dans laquelle coule la Combeauté, on remarque sur la montagne un vieux château féodal, qui, autrefois, était le séjour des seigneurs du pays.

De ce vieux manoir, on aperçoit une grande partie de la vallée, au-dessus de laquelle il est placé. En continuant de parcourir ce délicieux vallon, ressemblant plutôt à un parc anglais qu'à un terrain agricole, on arrive au *Val-d'Ajol*, grand et beau village d'une extrême propreté, placé au milieu d'une des plus magnifiques vallées de France, et à laquelle il donne son nom.

Sur la montagne, en face, est située la terrasse de la *Feuillée,* un des rendez-vous les plus recherchés des baigneurs de Luxeuil et de Plombières. On y arrive par une route facile, pratiquée à grands frais sur le flanc de la montagne.

Comment décrire le grandiose du tableau qui frappe l'œil du spectateur placé sur cette terrasse ! De là, on aperçoit, à une immense distance, des montagnes couvertes de noirs sapins, de chênes, de hêtres, de charmes, avec leurs feuillages aux nuances diverses. Les parties basses de cette riche vallée offrent aux regards : le Val-d'Ajol, des fabriques, des fermes isolées, de beaux pâturages, des champs bien cultivés, que fertilisent les irrigations fournies par les eaux limpides de la Combeauté qui, par ses nombreuses sinuosités, anime cet admirable paysage.

Les visiteurs apportent ordinairement de quoi faire un dîner champêtre à la buvette élevée sur cette terrasse. Ceux qui se contentent d'un repas plus frugal, trouvent dans ce petit établissement des œufs frais, du laitage, de la pâtisserie, des fruits, des rafraîchissements, etc. Une jolie fontaine, placée au-dessous de la terrasse, fournit aussi de l'eau excellente. Quand arrive l'heure de la retraite, on ne quitte ces lieux enchanteurs qu'avec l'intention d'y revenir encore.

Beaucoup de promeneurs, après cette excursion, vont visiter Plombières, qui n'est qu'à trois ou quatre kilomètres de la Feuillée, et reviennent par la *Croisette*, pour jouir de la vue des beaux paysages que l'on rencontre tout le long de la route qui ramène à Fougerolles.

Promenade à Fontaine et à la forêt de la Gabiotte. — Cette promenade, qui n'est qu'à cinq à six kilomètres de Luxeuil, peut être facilement faite à pied.

Avant d'arriver à Fontaine, on se trouve placé sur un terrain élevé, d'où l'on découvre une vaste plaine où se voient plusieurs villages, dont les campagnes bien cultivées annoncent une laborieuse population. L'empereur Napoléon Ier avait eu l'intention de faire construire en cet endroit un château impérial et d'y établir un camp, dans la prévision d'une invasion étrangère.

Au-dessous de cette élévation, on aperçoit Fontaine, village de mille à douze cents habitants. Autrefois il s'y trouvait un prieuré dépendant de l'abbaye de Luxeuil, que Saint Colomban fonda en 591. Cet ancien prieuré, devenu depuis longtemps propriété particulière, a été récemment acheté par M. Marquiset, qui l'a restauré et transformé en une belle maison de campagne. Pendant les travaux de terrassements, on a trouvé des pierres tumulaires, qui indiquent que là aussi le culte païen avait existé. C'est peut-être pour cela que Saint Colomban voulut y fonder un établissement chrétien, afin d'effacer ces traces du paganisme.

Ceux qui se contentent de la vue de Fontaine de dessus le tertre qui le domine, entrent à droite dans la forêt de *la Gabiotte,* où ils trouvent de frais ombrages et de belles allées. Au milieu de cette luxuriante végétation, on rencontre un grand nombre de fontaines et de ruisseaux qui font le charme et l'ornement de toutes les forêts qui nous entourent. La Gabiotte renferme la *Fontaine des Romains,* de *César,* des *Trois-Fontaines,* d'*Apollon,* du *Miroir* et la *Fontaine-Clerc.* Il y en a encore beaucoup d'autres qui ne sont désignées par aucun nom, surtout aux environs de la Combeauroche, colossale rocher dont la croupe informe, suspendue aux flancs d'une montagne, présente à sa base une excavation en forme de four, qui peut servir d'abri aux promeneurs surpris par l'orage. Comme tous les endroits solitaires et d'un aspect sauvage, la Combeauroche a fourni le sujet d'une foule de légendes dont un être satanique, une espèce de Robin des Bois, est toujours le principal acteur.

On est, à Fontaine, à moitié chemin de Luxeuil à Saint-Loup, petite ville baignée par la rivière l'Angrone, et que les étrangers vont quelquefois visiter. Le mont Amaran domine la ville : Les Romains y avaient établi un *Castrum,* dans lequel les habitants se retirèrent lors de l'invasion d'Attila, ce qui ne les sauva pas de la fureur de ce barbare qui les fit tous massacrer. Dans l'antiquité, cette ville s'appelait *Granum,* nom qu'elle conserva jusqu'à la mort de Saint Loup, évêque de Troyes, qui, dit-on, par ses prières, arrêta les progrès d'Attila.

A deux kilomètres de Saint-Loup, vers le sud-ouest, se trouve la source du *Planey,* l'une des plus curieuses de la France. C'est un gouffre d'environ cent mètres de tour, et d'une profondeur inconnue, d'où jaillit une telle abondance d'eau qu'à quelques mètres de son point d'émergence, elle met en mouvement un moulin à plusieurs tournants. A six kilomètres de sa source, le Planey va se confondre avec la Sémouse et l'Angrone réunies, après avoir prêté ses eaux à l'usine de Varigney, un des plus riches hauts-fourneaux du département. Dans tout son parcours, il est assez fort pour porter bateaux. Ses brochets, ses truites, ses énormes écrevisses à pattes rouges sont fort recherchés des gourmets. L'eau de cette petite rivière ne gèle jamais, même dans les hivers les plus rigoureux. Elle offre constamment quelques degrés de température au-dessus de celle des rivières environnantes, et tous les ans à l'époque des grandes chaleurs, elle déborde, inondant au loin la plaine, phénomène attribué à la fonte des neiges dans les montagnes des Vosges ou du Jura, avec lesquelles doit exister quelque communication souterraine.

La source du Planey et le site d'où elle jaillit présentent

des particularités assez extraordinaires, pour avoir donné lieu à de nombreux contes fantastiques, où comme dans les légendes de la Combeauroche, un chasseur infernal remplit le premier rôle, ainsi que le racontent aux touristes les crédules paysans des environs.

Promenade à la forge du Beuchot. — Cette forge, qui appartient à MM. Demandres, est à six kilomètres de Luxeuil. On peut y aller en passant par Fontaine et en suivant une jolie route tracée tout le long d'une verdoyante vallée; c'est celle que prennent les voitures. Les personnes qui aiment les promenades pédestres dans les bois passent par la grande tranchée de la forêt des *Sept-Chevaux*, au bout de laquelle, prenant le sentier à droite, ils arrivent au haut d'un ravin qui domine le bassin dans lequel est située la forge du Beuchot, dont les constructions sont assez nombreuses pour lui donner l'apparence d'un village.

Cet établissement métallurgique est placé sur le bord d'un étang qui occupe une grande partie de la vallée. Les collines, bien boisées, qui l'entourent, en font un fort joli paysage. C'est du Beuchot, dit-on, que sortirent les premiers boulets de canon, ce qui ferait remonter sa fondation vers le milieu du quatorzième siècle; car, c'est à la bataille de Crécy, en 1346, que les Anglais se servirent les premiers d'artillerie, contre l'armée de Philippe VI, dit de Valois.

Les employés de l'établissement s'empressent de montrer aux étrangers comment on transforme la fonte en barres de fer de différentes dimensions. C'est un spectacle qui excite bien vivement la curiosité de ceux qui voient fonctionner pour la première fois ces énormes martinets. A une petite distance du Beuchot, on voit une petite maison

de campagne, habitée par M. Toillon, ancien pharmacien à
Luxeuil, qui a dessiné de la manière la plus exacte et la
plus heureuse tous les objets d'antiquité trouvés dans sa
ville natale, et en a formé un atlas qu'il s'empresse de
montrer aux étrangers. Il a publié des *Recherches sur les
monuments religieux de la ville de Luxeuil,* qui font désirer
aussi la publication de son curieux atlas.

Promenade à Breuche. — Ce village est situé dans la
direction de l'ouest, à quatre kilomètres de Luxeuil. La
route qui y conduit, tracée sur la limite de la forêt des
Sept-Chevaux, ressemble à une belle allée de parc ; aussi
est-ce une des promenades favorites des habitants de
Luxeuil. On a, sur la gauche, la vue de plusieurs villages
et de beaux pâturages au milieu desquels coule le Breuchin. Le fond du paysage est formé par des collines
boisées.

Un peu avant d'arriver à Breuche, on voit un groupe de
grands bâtiments : c'est la filature de M. Bezanson, qui,
comme MM. Desgranges et Vergain, a enrichi le pays d'un
de ses plus beaux établissements industriels. L'activité et
l'esprit d'ordre qui règnent dans tous ces établissements
fournissent à des centaines de familles une subsistance
assurée qu'elles ne doivent qu'au travail.

A un kilomètre au-delà de Breuche, est le village de
Sainte-Marie, où se trouve un grand bâtiment, lequel,
dit-on, était une ancienne commanderie des Templiers,
dont la fondation, par conséquent, remonterait vers le
treizième siècle. Ce vieux bâtiment, transformé en une
vaste ferme, ne présente rien de remarquable que des murs
d'une énorme épaisseur, et les traces de fenêtres ogivales

remplacées depuis peu de temps par des fenêtres carrées.

Les amateurs d'antiquité peuvent pousser leur promenade un peu au-delà, jusqu'à Villers-les-Luxeuil, où les Romains avaient assis un camp considérable, dont on voit encore des traces tout le long de la colline. Des fouilles faites dans ce village, à différentes époques, ont mis à découvert, ainsi que sur l'emplacement des retranchements, des objets d'antiquité.

De l'autre côté de la rivière, à Ormoiche, tout près de Breuche, on a aussi trouvé des pierres tumulaires païennes. On croit que les Gallo-Romains y avaient un établissement militaire placé à la jonction de la rivière la Lantene avec le Breuchin.

Promenade à Beaudoncourt. — Après avoir traversé le village de Saint-Sauveur, placé de l'autre côté du pont qui le sépare de Luxeuil, on arrive à Beaudoncourt par une belle route aussi droite que si elle avait été tirée au cordeau, traversant une large plaine parfaitement cultivée, et dans laquelle on aperçoit plusieurs villages.

On trouve des traces, à Baudoncourt, de l'ancienne voie romaine qui communiquait avec Mandeure (*Epamanduodurum*). On a découvert des restes d'antiquité dans ce village. Il possédait un château féodal qui a entièrement disparu.

A une petite distance de Beaudoncourt, est le petit village de *Visoncourt,* près duquel il y a une source d'eau thermale située au milieu d'un terrain marécageux. Les Romains, dont le camp retranché de Villers-les-Luxeuil était voisin, y avaient établi des thermes, qui furent détruits, on ne sait à quelle époque. Aux environs de ces anciens thermes, qui n'ont jamais été rétablis, on a trouvé une grande quantité de médailles romaines.

Il est d'autres excursions, non moins intéressantes que celles dont je viens de parler, offrant des aspects différents et une nature plus grandiose encore, mais qui nécessitent deux ou trois jours d'absence. Telles sont les excursions aux ballons d'*Alsace* et de *Servance*, à *Giromagny*, à la vallée de *Saint-Amarin*, etc., et surtout à *Gérardmer*.

Cette dernière commence par une visite à la jolie ville de *Remiremont*, près de laquelle se trouve la cascade du *Saut-de-la-Cuve*. Puis, en poursuivant la route, on peut voir, à *Vagney*, dans un vaste établissement de filature et de tissage, un beau moteur hydraulique mis en mouvement par l'eau d'une petite rivière qui, avant d'y arriver, traverse un tunnel de près d'un kilomètre, creusé à grands frais à travers une montagne de granit. A quelque distance se trouve la cascade du *Bouchot*. — Le soir, on arrive à la petite ville de *Gérardmer*, qui doit son nom au beau lac sur le bord duquel elle est située, dont les sauvages beautés, qui ont beaucoup d'anologie avec celles de la Suisse, attirent tant de voyageurs.

On prend un guide à Gérardmer pour se rendre au *Hohneck*. Chemin faisant, on visite la *Roche de Charlemagne*, le *Pont de la Vologne* et la belle *Cascade du Saut-des-Cuves*. On se remet en marche et l'on arrive au *lac de Longemer*, que l'on traverse en bateau. Du milieu du lac, on aperçoit de tous côtés une nature sauvage des plus imposantes. En débarquant, on côtoie le petit *lac de Tournemer*, placé au pied du Hohneck. On gravit cette montagne et on arrive enfin sur un des points les plus cúlminants dè la chaîne des Vosges, d'où l'on découvre plusieurs villes, le *Rhin*, les *montagnes de la Forêt-Noire*, le *ballon de Soultz*, haut de 1426 mètres, ceux de la *Comté* et d'*Alsace*, le *Rotabach*, le *Donon*, dont le sommet a servi de temple au culte druidique, et d'autel à ses prêtres, qui y sacrifiaient des victimes humaines.

Aux deux tiers de la hauteur du Hohneck, est la magnifique *route du Schloutz*, œuvre gigantesque creusée dans le granit, pour mettre l'Alsace en communication avec la Lorraine. Ce passage est digne d'attirer l'attention des touristes qui le franchissent quelquefois pour descendre à *Munster*, ville alsacienne où le langage, les usages et les mœurs font croire qu'on est transporté au centre de l'Allemagne.

Toutes ces belles excursions fournissent matière à d'intéressants récits, en laissant dans l'esprit des visiteurs les plus agréables souvenirs.

Au moment où les dernières feuilles de cet ouvrage sont sous presse, on m'écrit de Luxeuil que les nouvelles fouilles qui se font aux Bains, viennent encore de fournir de curieux objets d'archéologie.

Au fond de la tranchée, on a mis à découvert un canal de 10^{m}10 de largeur sur autant de hauteur, construits en très-gros blocs de pierre, et de chaque côté des fondements de constructions. Ce canal, se dirigeant vers le nord-est, semble avoir été un égout de la partie est de l'ancienne ville gallo-romaine, au centre de laquelle les thermes étaient placés. Des débris d'architecture, des scories vitrifiées, des morceaux de métal fondu et du charbon indiquent que cette partie de la ville fut incendiée.

Les objets d'antiquité trouvés dans cette fouille sont : plusieurs pièces de monnaie ou médailles en argent, à l'effigie de Trajan et d'Adrien ;

une médaille en bronze de Néron, très-rare et d'une belle conservation ; plusieurs autres pièces de monnaie en cuivre ; de grandes aiguilles percées d'un ou de deux trous carrés ; une petite cuiller de très-belle forme ; une plaque découpée ; une clochette ; une serrure de forme cylindrique avec sa clef, en bronze, fixée dans la serrure. Ce spécimen de la serrurerie gallo-romaine est, dit-on, un des mieux conservés qu'il y ait en France. Tous ces objets sont en bronze, et digne de fixer l'attention des antiquaires.

On a aussi découvert différents ustensiles en fer, et une très-grande quantité de débris de belle poterie rouge et grisé de toutes dimensions et de toutes formes, ornée de dessins en relief.

Il est probable que la continuation de cette fouille et de celle qu'on va bientôt commencer pour jeter les fondations de l'hémicycle, qui doit doubler l'étendue du Bain ferrugineux, fournira encore de quoi augmenter la collection des objets curieux déjà déposés à l'établissement des Bains.

FIN.

TABLE DES MATIÈRES.

FIN DE LA TABLE.